오박사의 3분 생활건강법

피로를 풀어야 큰병을 막는다

오박사의 3분 생활건강법

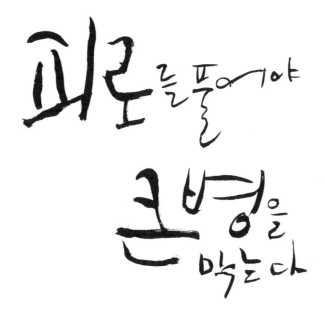

오준환 지음

ries & book

여러분은 행운을 상징하는 네잎클로버를 따본 적이 있습니까? 수많은 세잎클로버 속에서 한참을 찾아야 겨우 발견할 수 있는 행운의 네잎클로버 말입니다. 그런데 이 하나의 네잎클로버를 찾기 위해 무수히 짓밟힌 보통의 세잎클로버의 꽃말이 '행복'이라는 것을 아시는 분은 드물 겁니다. 우리가 단지 화려한 '행운'만을 찾아다닌다면 일상의 수많은 '행복'들을 놓쳐버릴 수 있다는 말이죠.

저는 우리 현대인들의 건강도 마찬가지라고 생각합니다. 특별한 치료법이나 강한 약들에만 의존한다면, 비록 병은 치료가 될지 몰라도 우리 몸과 마음의 건강은 조화를 잃을 수 있습니다. 20여년 동안 한의학을 공부하면서 또 진료하면서 환자들에게 전해 드린 건강에 대한 일상의 상식이 있습니다. 매일 병원을 찾을 수 없는 직장인과 생활인의 고충을 보면서 현대인의 참건강을 지키기 위한 방법들을 고민해 보았습니다.

부산에서 서울로 가는 방법이 여러 가지이듯 우리 건강을 지키기

위한 방법도 본인의 상황에 가장 편리하고 알맞은 방법을 선택해야
합니다.

　질병이나 스트레스도 마찬가지입니다. 증상이 심할 경우 직접적인
치료도 필요하지만, 평소에 적절한 관리를 한다면 쉽게 건강을 유지
할 수 있습니다. 한의학에서는 '치미병' 治未病이라 하여 병이 드러나
기 전에 미리 자신의 몸을 다스려서 건강을 유지하는 것이 최고의 의
술이라 하였습니다.

　개인적으로 태극권과 건강기공, 명상, 단전호흡, 마음수련 등 여러
수련법을 연구하면서 현대인의 제일 큰 관심인 스트레스 해소에 관해
편리하고 쉬우면서도 효과적인 방법들을 찾아보았습니다.

　일상의 건강에 관심 있으신 분들에게 작은 도움이라도 되길 바라
며, 부족한 부분은 여러분의 관심어린 질책을 고대합니다.

불교에서는

심여공화사 心如空畵士

마음은 허공에 그림 그리는 화가와 같다

일체유심조 一體唯心造

삼라만상의 현상들은 오직 마음에서 만들어내는 것이다

라고 합니다.

정말 그렇습니다. 제가 제일 좋아하는 말입니다.

산다는 게 바로 스트레스입니다. 피할 수 없으면 즐기라 합니다.

건강하길 원하신다면 건강한 생활을 하시면 됩니다.

여러분들도 이와 같이 마음먹은 대로 건강한 인생을 즐기시길

진심으로 바랍니다.

한의학 박사 오준환

■ 차례

제8장 내장과 관련된 스트레칭

제9장 스트레스 및 우울증

제 1 장

피로의 정체

혈액순환이 원활하지 않으면 신체에 여러 가지 악영향을 미치는데, 특히 옷을 여러 겹 입는 겨울에는 주의해야 한다. 특히 브래지어, 거들 등의 속옷 구입 시 조금 번거롭더라도 반드시 입어 보고 몸에 잘 맞는지 확인한 후에 구입하는 것이 좋다. 꽉 끼는 브래지어는 혈액순환을 나쁘게 하여 어깨 결림을 유발하고, 몸에 맞지 않는 거들은 골반 내 울혈을 유발할 수 있다.

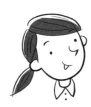

장시간 기차 여행이 피로한 이유

장시간 기차나 비행기를 타고 여행을 하면 몸을 움직이지도 않았는데 피로를 느끼게 된다. 잡지를 읽거나 음료를 마시며 편히 앉아 있는데도 피로를 느끼게 되는 가장 큰 원인은 기차의 진동이다. 특히 KTX와 같이 고속으로 달리는 열차는 끊임없이 미세한 진동을 되풀이한다. 본인이 의식하든 못하든 몸은 진동을 느끼게 되므로, 장시간 지속되면 감각기관이 피로를 느끼는 것이다. 기차에서 책을 보면 눈이 더 빨리 피곤해지는 것도 진동 때문이다. 달리는 자동차 안에서의 독서 또한 시력 보호에 좋지 않다.

더욱이 열차가 가속 혹은 감속을 할 때에는 몸이 앞뒤로 쏠리게 된다. 이는 관성의 법칙으로, 인간은 무의식 중에 근육에 힘을 주어 넘어지지 않도록 밸런스를 유지한다. 그런 식으로 근육에 가하는 작은 부담도 피로의 원인이 된다.

이 밖에 정신적인 영향도 있다. 따분하거나 옆 사람에게 신경을 쓰면 정신적으로 피로해지는 것이다. 일반적으로 승차 시간이 3시간을 넘으면 급격하게 피로감을 느끼게 된다. 기차나 비행기 등의 장거리 여행일 경우에는 화장실을 간다든지 해서 30분에 한 번 정도는 몸을 움직여 주면 정체되었던 혈액이 순환되어 피로 예방과 폐색전증 예방에 상당한 도움이 된다.

폐색전증   때로는 핏덩어리로 인해 폐의 혈관이 막히는 폐색전증이 일어날 수도 있다. 이때는 옆구리에 심한 통증이 오면서 호흡이 곤란해진다. 이는 오랜 시간 부자연스런 자세로 좁은 의자에 앉아 있으면 다리 정맥 속 피의 흐름이 느려져 피가 엉기기 때문에 발생한다. 비행중 폐색전증을 예방하려면, 앉은 자리에서 다리를 쭉 펴는 스트레칭을 하거나 1~2시간에 한 번 꼴로 자리에서 일어나 복도를 걸어다녀야 한다.

심야, 몸은 피곤한데 기분이 들뜨는 이유

밤새 술을 마시거나 놀다 보면 밤 1시~2시 무렵 이상하게 기분이 들뜰 때가 있다. 평소에는 재미도 없는 농담에 박장대소를 하기도 한다. 이는 카테콜아민이라는 호르몬의 작용 때문이다. 육체적 피로를 정신력으로 극복하려 할 때면 체내에서 카테콜아민이 분비된다. 이 호르몬에는 심장의 수축과 혈압 상승을 촉진하는 작용이 있어 심장 고동이 빨라지고 혈압이 상승하여 기분이 들뜨게 된다. 육체의 피로를 잊게 해주는 동시에 일시적으로 머리도 맑아지는 것이다.

단, 카테콜아민이 분비된 상태에서 일이나 놀이를 계속하면 일시적으로 굉장한 힘을 발휘할 수 있을지 몰라도 몸은 부지불식간에 소모되고 있다. 정신이 맑아지더라도 육체의 피로는 점점 가속화된다는 것을 잊지 않도록 하자.

카테콜아민　　L-티로신으로 알려진 아미노산 전구체에서 유도된 신경전달물질 또는 호르몬군群. L-티로신은 효소에 의해 L-도파→도파민→노르에피네프린 등의 순서를 거쳐 최종적으로 에피네프린이 된다. 카테콜아민은 중추신경계의 신경전달물질로 널리 분포한다. 카테콜아민은 부신수질에 의해서도 생성되는데, 교감신경계와 함께 작용하여 긴장이 많이 되는 상황에서 신체가 재빠르게 반응을 하도록 한다. 카테콜아민은 간과 근육에 있는 포도당을 분해하고 트리글리세리드(저장 지방)를 유리지방산으로 분해하는 등의 열과 에너지 생성 반응을 자극하여 체열을 내게 한다. 카테콜아민은 또한 시상하부에서 신경전달물질의 역할을 함으로써 호르몬 분비를 조절하고, 이 호르몬들은 췌장의 랑게르한스섬이 글루카곤과 소마토스타틴(somatostatin)을 분비하도록 자극한다.

피곤하면 코를 고는 이유

평소에 코를 골지 않는 사람도 아침에 일어나면 코를 골았다는 소리를 들을 때가 있다. 본인은 인식하지 못하지만 극심한 피로나 술에 취한 상태에서 잠을 자면 누구나 코를 골 수 있다. 피곤할 때 코를 고는 원인은 피로로 인해 목젖 주변의 긴장이 느슨해지기 때문이다. 목젖 주변의 긴장이 느슨해지면 상기도上氣道가 좁아진다. 상기도란 코에서 목으로 이어지는 공기의 통로로, 이곳이 좁아지면 숨을 쉴 때 저항음이나 마찰음이 발생하게 된다. 이것이 피로로 인한 코골이의 정체다. 또한 술을 마시면 코를 고는 것은 비강 내 모세혈관이 알코올로 인해 충혈되어 상기도가 좁아지기 때문이다.

▶코골이, 성인병으로 가는 길

코골이는 성인의 35% 이상에서, 또 여성보다는 남성에게서 더 많이 나타나는데, 이 가운데 일부는 수면 무호흡증을 앓고 있다. 수면 무호흡증은 10초 이상 숨을 쉬지 않는 횟수가 시간당 5번 이상일 때를 말하는 것으로, 집중력·기억력 저하와 자도 잔 것 같지 않은 피로감, 졸림증 등이 나타난다. 젊어서부터 코골이로 인한 수면 무호흡증이 생기면 심장을 불규칙하게 뛰게 만들어 부정맥을 일으키고 비만을 유발한다. 또한 남성호르몬 분비에 영향을 미쳐 성욕 감퇴, 발기부전, 당뇨병 등을 일으킬 수 있다.

▶습관을 바꾸면 코골이 완화시킬 수 있다

코골이를 치료하는 데 가장 중요하고 효과적인 방법은 체중 감량이다. 규칙적인 운동이나 올바른 식습관은 큰 도움이 된다. 또 잠들기 전에는 코골이를 악화시키는 음주나 진정제, 수면제, 감기약 복용을 피하는 것이 좋다. 평소 코 고는 증상이 있다면 잠잘 때 똑바로 누워 자지 말고 옆으로 누워서 자는 것을 권한다.

잠 잘 때 몸을 뒤척이는 이유

신나게 뛰어논 날 밤에 아이들은 유난히 이불을 걷어내고 몸을 이리저리 뒤척이며 자는 경우가 많다. 실험에 의하면 낮 동안의 육체적·정신적 스트레스가 많을수록 잠자는 동안 몸을 많이 움직이는 것으로 나타났다. 낮 동안의 피로와 밤에 몸을 뒤척이는 것은 무슨 관계가 있을까?

전문가에 의하면 운동량이 많아 근육 중에 젖산 등의 피로물질이 쌓이면 이에 반응하여 근육이 연축할 수 있다고 한다. 연축이란 자극을 받은 근육이 흥분하여 수축했다 이완되는 것으로, 낮 동안 격렬하게 운동을 하면 잠 자는 동안 근육이 멋대로 움직이는 것이다. 취침 중 일정한 자세가 계속되면 침대나 이불에 눌린 부분이 압박되어 혈액순환이 나빠진다. 결국 몸 뒤척이기는 혈액순환을 촉진시키기 위한 것으로 잠버릇이 안 좋다고 마구 질책할 일은 아니다.

피로 및 수면 부족과 피부 트러블

피로가 쌓이거나 수면 부족일 경우 얼굴에 바로 나타나는 여성이 많다. 과다한 업무로 늦게까지 일한 다음날이면 피부가 거칠어지고 뾰루지나 여드름이 나는데, 피곤하거나 수면 부족일 때 얼굴에 집중적으로 트러블이 생기는 이유는 무엇일까?

전문가들은 피로나 수면 부족이 직접적으로 얼굴 트러블을 일으키지는 않는다고 말한다. 피부에 트러블이 발생하는 원인은 매우 다양한데, 특히 환경이나 기후적 요인이 더욱 크다는 것이다. 가령 건조한 날이 계속되면 피부가 거칠어지기 쉽고, 생리 전에는 피지의 분비가 증가하여 뾰루지가 생기기 쉽다. 그럼에도 불구하고 피로나 수면 부족이 얼굴에 집중적으로 나타나는 것처럼 느껴지는 이유는, 손발에 비해 얼굴 트러블에 사람들이 가장 민감하게 반응하기 때문이라고 한다.

문턱이 주는 스트레스

집안에 있는 작은 문턱이 알게 모르게 피로의 원인이 되는 경우가 있다. 문지방에 발을 부딪혀 본 경험은 누구에게나 있을 것이다. 이런 경우 지나갈 때마다 몸은 저절로 긴장하게 된다. 본인이 의식하지 못하더라도 몸은 한번 체험한 아픔을 쉽게 잊지 못한다. 긴장이 쌓이면 어느새 스트레스가 되어 심신에 데미지를 축적하게 된다. 또한 문턱이 높으면 현관을 지나다닐 때마다 신경을 쓰게 되므로 부자연스러운 동작을 취하게 된다. 하루에 불과 몇 번이라고는 해도 매일 다니는 것인지라 이 또한 스트레스가 되어 몸에 쌓여 간다. 집 안의 작은 '위험'을 제거함으로써 한결 살기 좋은 집이 될 것이다.

화장과 피로

여성들에게 화장은 참으로 귀찮은 일이다. 파운데이션을 바르고,

눈과 눈썹을 정돈하고, 립스틱을 바르는 것은 기본이다. 뿐만 아니라 화장을 하면 나중에 반드시 지워야 하므로 여간 성가신 일이 아닐 수 없다. 그렇다고 화장을 하지 않고 외출을 하게 되면 어떨까? 화장에 공을 들이지 않는 만큼 피로하지 않게 되는 것일까? 의외로 노메이크업은 역효과를 불러와 더욱 피곤해지기 쉽다.

한 연구팀에서 다음과 같은 실험을 실시한 적이 있다. 사회생활을 하는 여성을 두 그룹으로 나누어, 한 그룹은 늘 하던 대로 화장을 하고 다른 한 그룹은 화장을 안 한 맨 얼굴로 출근을 하는 것이다. 그 결과 화장을 안 한 그룹은 극심한 피로를 호소했다. 화장을 하는 번거로움을 줄이고 아침 시간도 조금이나마 더 잘 수 있었을 텐데도 더 심한 피로를 느꼈던 것이다. 사람들 앞에 맨 얼굴을 보이는 것이 커다란 심리적 부담이 되었기 때문이다. 역시 여성에게 있어서는 화장을 한 얼굴이야말로 자신의 얼굴이므로 번거롭더라도 사람들 앞에 나설 때에는 화장을 하는 것이 피로를 더는 방법이다.

속옷 사이즈 선택은 신중하게

혈액순환이 원활하지 않으면 신체에 여러 가지 악영향을 미치는데, 특히 옷을 여러 겹 입는 겨울에는 주의해야 한다. 특히 브래지어, 거들 등의 속옷 구입 시 조금 번거롭더라도 반드시 입어 보고 몸에 잘 맞는지 확인한 후에 구입하는 것이 좋다. 꽉 끼는 브래지어는 혈액순환을 나쁘게 하여 어깨 결림을 유발하고, 몸에 맞지 않는 거들은 골반

내 울혈을 유발할 수 있다. 몸에 맞지 않는 속옷은 건강 면에서든 미용 면에서든 신체에 악영향을 초래한다. 몸에 꽉 끼는 청바지를 자주 입는 여학생들이 하복부가 차고 냉이나 생리통이 심한 것도 그 일례라 하겠다.

액세서리가 두통의 원인이 되기도

한껏 멋을 부리고 외출을 했는데 저녁이 되자 머리가 지끈지끈 아파 와 즐거워야 할 외출이 엉망이 되어 버린 경험이 있을 것이다. 그런데 이런 두통의 원인이 액세서리에 있는 경우가 의외로 많다. 귀걸이나 헤어밴드, 꽉 조이는 헤어스타일 등이 머리를 압박하거나 혈액순환을 방해하기 때문이다. 따라서 이런 경우에는 재빨리 액세서리 등을 풀어 버리자. 두통이 금세 완화될 것이다.

하이힐과 피로의 관계

여성들에게 있어 하이힐은 금방 피로해져서 신고 싶지 않지만 멋을 위해서라면 참고 신을 수밖에 없는 소품이다. 그런데 하이힐을 신으면 왜 그렇게 발에 피로를 느끼는 것일까?

하이힐을 신고 걸으면 엄지발가락 쪽으로 중심이 집중된다. 운동화를 신고 걸으면 중심이 발뒤꿈치에서 발톱 쪽으로 이동하는 것에 반해, 하이힐은 대부분 엄지발가락으로 착지하여 그 부분으로 지면을 차며 걷기 때문에 부담이 한곳으로 집중되는 것이다. 즉 엄지발가락에 부담이 집중됨으로써 발이 피로를 느끼는 것이다. 이는 엄지발가락이 둘째 발가락 쪽으로 굽어지는 원인이 되기도 한다.

또한 하이힐을 신고 걸으면 종아리의 부담도 증가한다. 운동화를 신고 걸을 때에는 종아리 근육 전체를 움직이는 반면, 하이힐은 종아리 아랫부분의 근육만 집중적으로 움직이기 때문이다. 즉 하이힐을 신으면 발바닥도 종아리도 부담이 가는 부분이 편중되어 피로를 느끼기 쉽다고 할 수 있다.

쉽게 피로를 느끼는 사람은 당뇨병을 의심

특별히 격렬한 운동이나 노동을 하지 않았는데 이상하게 금세 피로해지고 좀처럼 피로가 풀리지 않을 때에는 당뇨병을 의심해 보는 것이 의학 상식이다. 특히 중·장년의 경우는 피로의 원인이 당뇨병인 경우가 많다. 당뇨병은 췌장에서 분비되는 인슐린이 부족하여 생기는 병으로, 근육을 움직이는 에너지원인 글리코겐이 조금씩 체외로 배출되는데, 영양원인 당이 부족하여 쉽게 피로를 느끼게 된다.

당뇨병 증상으로는 목이 마르고 단것이 먹고 싶어지며, 정력이 감퇴되고 손발이 저리고 통증이 있다. 또한 종기가 생기고 잘 낫지 않으며, 소변의 양이 증가하는 등 각종 증상이 발생한다. 이중 최초에 나타나는 증상이 바로 '원인 모를 피로감'이다. 쉽게 피로감을 느끼는 사람은 전문의에게 진찰을 받아 보는 것이 좋다.

일주일에 하루는 정보 차단일

어디를 가든 휴대폰을 손 닿는 곳에 두지 않으면 불안함을 느끼는 사람은 일종의 테크노 의존증으로 볼 수 있다. 항상 외부와 정보 교환을 하지 않으면 불안함을 느끼는데, 장기화되면 가족이나 친구와의 대인관계를 기피할 가능성이 있다. 이런 증상은 본인도 모르는 사이 스트레스의 원인이 되는 경우가 많다.

심신의 밸런스를 회복하기 위해서라도 정보 차단일을 만들어 보자. 일주일에 하루쯤 휴대폰과 컴퓨터에 손을 대지 않는 날을 만드는 것이다. 처음엔 힘들겠지만 불과 10년 전까지만 해도 휴대폰이나 컴퓨터 없이 잘 살았다. 휴대폰이나 컴퓨터가 없어도 의외로 괜찮다는 것을 깨닫게 되면 원인 모를 불안으로부터 해방될 것이다.

제 2 장

전신 피로

　건강 밸런스를 유지하는 데 중요한 역할을 하는 자율신경에는 교감신경과 부교감신경이 있다. 몸을 쉬게 하는 것이 부교감신경이고, 아침부터 활발히 움직이는 것이 교감신경이다. 아침에 눈을 떠도 쉽게 일어날 수 없는 것은 교감신경이 아직 깨어나지 않았기 때문이다.

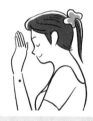

아침에 일어나면 엉덩이 두드리기

상쾌한 몸과 마음으로 아침을 맞이하고 싶다는 생각은 어느 누구나 마찬가지일 것이다. 설령 그것이 자기 암시이거나 혹은 정신적으로 만족할 만한 수면이더라도 어느 정도 피로는 해소될 것이다. 그러나 막상 아침에 눈을 뜨는 순간에는 그런 생각까지 할 정도로 뇌가 움직여주지 않는 것이 현실이다. 이런 때에는 일단 뇌에 일어나야 한다는 지령, 새로운 하루가 시작된다는 사인을 보내도록 하자.

뇌를 깨우기 위한 동작은 엉덩이부터 시작한다. 엉덩이를 자극하면 골반을 통해 두개골까지 일직선으로 그 자극이 전달되기 때문이다. 방법은 아주 간단하다. 이불 속에서 엎드린 채 주먹으로 엉덩이를 두드리기만 하면 된다. 충격이 뇌까지 전달되면 자율신경의 운동이 활발해지고 밸런스가 좋아져 전신에 에너지가 넘치게 되어 뇌도 만족감을 느낄 것이다.

아침에 일어나기 어려울 때에는

일어나야 한다는 자각도 있고 이미 눈도 뜨고 있지만 몸이 말을 듣지 않는 경우가 있다. 전날 과격한 일을 하여 근육통이 있는 것도 아닌데 그냥 일어나기 어려운 것이다. 이는 자율신경이 아직 잠들어 있기 때문인데, 조금이라도 더 수면을 취해 피로를 풀고 싶다는 몸부림이라고 할 수 있다.

이런 때에는 자신의 몸에 아침이 왔음을 알려서 깨워야 하는데, 등뼈 양쪽에 자율신경을 자극하는 지압점이 있으므로 주먹을 쥐고 이곳을 눌러 주면 된다. 반듯이 누워 주먹 쥔 손을 등 뒤로 돌리고, 허리를 들어 등뼈 양쪽에 주먹을 놓은 다음, 그대로 허리를 내리며 체중을 싣는다. 체중이 자연스럽게 지압점을 자극하게 된다. 혹시 파트너가 있다면 일어나서 다시 한 번 이곳을 타인의 손으로 자극한다. 더욱 효과가 상승할 것이다.

공벌레 체조   위기에 노출되어 잔뜩 몸을 움추린 쥐며느리벌레처럼 손으로 무릎을 감싸안고 고개를 숙여 시선은 배꼽을 보면서 비교적 딱딱한 바닥을 10여 차례 구른다. 척추 양쪽의 경혈들이 자극되어 밤새 느슨해 있던 신경들을 자극해 혈액순환이 되면서 척추가 바로 펴지는 효과가 있다.

30분 일찍 일어나기

아침에 일어나기 힘든데 억지로 일어나려다 울렁증이나 현기증을 일으킨 경험이 있을 것이다. 이러한 경우에는 일어나야 하는 시간에 딱 맞추어 일어나지 말고, 30분 정도 일찍 자명종을 맞추어 두는 것이 좋다. 미리 신경을 깨워 둔 후에, 교감신경으로 전환되는 것을 천천히 기다리는 것이다. 수면 시간은 줄지만 무리해서 일어나는 것보다 쾌적한 하루를 보낼 것이다.

꽃향기로 두뇌 자극

건강 밸런스를 유지하는 데 중요한 역할을 하는 자율신경에는 교감신경과 부교감신경이 있다. 몸을 쉬게 하는 것이 부교감신경이고, 아침부터 활발히 움직이는 것이 교감신경이다. 아침에 눈을 떠도 쉽게 일어날 수 없는 것은 교감신경이 아직 깨어나지 않았기 때문이다. 이런 때에는 눈을 뜨자마자 교감신경에 적당한 자극을 주자.

교감신경을 자극하기 좋은 방법은 꽃 향기를 맡는 것이다. 꽃이 없을 경우에는 좋은 향이 나는 비누라도 괜찮다. 향기를 맡으면 뇌에 있는 시상하부가 자극을 받는다. 시상하부는 자율신경을 관장하는 곳으로, 이곳을 자극하면 교감신경은 아침이라는 것을 인식하고 금방 운동을 시작하게 된다.

잠을 깨우는 아침 메뉴

활기찬 하루를 보내기 위해서는 아침식사를 거르지 않는 것이 중요하다. 어떤 영양소든 밸런스를 생각해서 골고루 섭취하는 것이 좋은데, 몸을 빨리 깨우기 위해서는 포도당과 카페인을 섭취하는 것이 효과적이다. 포도당은 뇌를 움직이는 에너지원이 되고, 카페인은 잘 알려진 바와 같이 머리를 맑게 하는 각성 효과가 있다. 이러한 조건을 충족시키는 이상적인 아침식사는 간편하게 먹을 수 있는 주먹밥과 녹차의 조합이다. 밥은 혈당치를 오래 유지시켜 주는 우수 식품이며, 녹차의 카페인은 커피보다 강하다. 잠에서 덜 깬 머리를 맑고 상쾌하게 하려면 아침 식단을 기존의 빵과 커피에서 주먹밥과 녹차로 바꿔 보자.

▶녹차는 최고의 항스트레스물질

녹차만큼 인류에게 좋은 약이자 기호품은 없다. 녹차가 카데킨, 카페인 등 수많은 성분물질로 구성되었다는 점은 접어두더라도, 봄날 산에서 나는 차나무의 어린 싹이라는 이유 하나 만이라도 충분히 복용할 만한 가치가 있다. 겨울 동안 땅 밑에서 움츠린 생명의 기운이 태양과 바람과 맑은 물의 작용으로 세상에 처음으로 선보인 어린 싹이기 때문이다. 그 생명력, 그 기운 자체로 우리에게 봄날의 생명력을 보충해 주게 된다. 피로와 춘곤증을 날려 주고, 은은한 녹차 향기는 머리를 맑게 하여 스트레스를 해소해 준다. 간과 혈액에 쌓인 노폐물을 청소해 배설시키니 몸이 가벼워진다. 동의보감에 녹차를 주재료로 하는 처방이 있는데, 바로 술독을 풀어 주고 간을 회복시키는 처방이다. 녹차는 혈관 속이나 내장에 쌓인 지방과 콜레스테롤 덩어리를 녹여서 배출시키니 비만에도 탁월한 효능이 있다. 가장 좋은 복용법은 보리차물 마시듯 물 대신 엷게 우린 녹차를 많이 마시는 것이다.

아침식사의 중요성

하루 일과의 시작이라고 할 수 있는 아침식사는 느긋한 기분으로 하는 것이 바람직하지만, 1분 1초를 다투는 아침시간에 식사를 거르게 되는 사람도 많을 것이다. 특히 젊은 사람일수록 아침식사를 거르는 경향이 많은데, 아침식사는 인간의 건강에 매우 중요한 역할을 한다. 영양 문제에 있어서는 물론이고, 씹는 운동으로 뇌를 자극하여 몸을 깨우는 효과도 있다.

또한 아침식사를 거르는 것은 불면증의 원인이 되기도 한다. 아침식사를 거르면 필연적으로 저녁식사의 비중이 커져 수면에 악영향을 미치는 것이다. 영향학적으로는 조식 · 중식 · 석식의 비율이 3:3:4가 되는 것을 이상적으로 본다. 이 비율로 식생활을 조절하면 수면 리듬에도 도움이 될 것이다. 아침에는 식욕이 없어 식사하기 어려운 사람은 일단 바나나 한 개를 먹거나 설탕을 넣은 홍차를 마시는 등 위에 무언가를 채우는 습관부터 들이도록 하자.

관자놀이 자극으로 혈액순환 촉진

아무리 집중력이 뛰어난 사람이더라도 집중력을 지속시키는 것은 쉬운 일이 아니다. 업무 중 감각이 둔해지고 서류도 계속 같은 곳을 되풀이하여 읽는 상태가 되면 되도록 빨리 두뇌를 재충전해 주어야 한다. 두뇌를 재충전한다는 것은 가능한 많은 양의 산소를 공급하는 것인데, 이때 산소를 운반하는 역할은 바로 혈액이 도맡아 한다. 그렇다면 어떤 방법으로 혈액순환을 촉진시킬 것인가?

방법은 간단하다. 양손바닥을 이용하여 관자놀이를 두드리기만 하면 된다. 기분이 좋아질 정도의 힘을 가해 두드려 보자. 고여 있던 혈액이 원활하게 순환하기 시작하여 잠시 후 심장으로부터 산소량이 충분한 혈액이 전달될 것이다.

▶Q&A

Q : 저는 머리 왼쪽 관자놀이, 그러니까 눈썹 바로 위쪽이 아픈데요. 그저께부터 손으로 만져 보면 혈관이 울퉁불퉁해진 것 같이 느껴지네요. 손가락을 갖다대면 맥박이 좀 크게 느껴집니다. 다른 증상은 별로 없는데, 혹시 고혈압으로 인한 혈관에 문제가 생긴 것이 아닐까 싶어서 걱정입니다(뇌출혈이나 뇌경색, 뇌졸중 등). 과연 정밀검사를 받아 봐야 할까요? 요사이 좀 많은 스트레스로 인해(회사와 가정에서 스트레스를 많이 받습니다) 생긴 하나의 편두통일 수도 있나요?

A : 편두통의 전형적인 예라 하겠습니다.

골프 공을 이용한 발바닥 마사지

회사 책상에 앉았을 때 발 밑이 다른 사람에게 보이지 않도록 되어 있는가? 그렇다면 자리에 앉은 채 다음 마사지를 실행해 보자. 상반신으로는 업무를 진행하면서 남몰래 발바닥을 자극하여 일과 피로회복을 동시에 진행시키는 마사지다. 신체 각 기능을 활성화하는 지압점이 모인 발바닥을 지압하는 것은 한의학의 기본이기도 하다. 집중력을 향상시키려면 두뇌 운동을 촉진시키는 발바닥 한가운데를 자극해 보자. 피로에 지쳐 있던 뇌가 상쾌해지는 것을 느낄 수 있을 것이다.

이때 소도구를 이용하는 것이 좋은데, 책상 밑에 골프 공을 준비하자. 집중력이 떨어질 때마다 신발을 벗고 발바닥 한가운데에 골프 공을 갖다대고 이리저리 굴리기만 하면 된다. 방법도 간단하고 기분도 좋아지므로 발바닥 한가운데뿐만 아니라, 눌러서 통증이 있는 곳이 있으면 자극해 준다. 이때 용천혈이 자극되어 피로회복에 도움이 된다.

몸 중앙 라인 문지르기

과다한 업무로 인해 수면 시간까지 방해 받고 평일은 물론 주말에도 늦게까지 일하게 되면 전신에 피로가 누적된다. 이런 중노동에 휴식조차 제대로 취하지 못하는 처지라면 지압으로 피로를 최소화시키자. 손바닥 전체를 몸에 밀착시키고, 천천히 호흡을 하며 목 아래부터 치골까지, 몸 중앙에서 위아래로 몇 분 간 문지르면 된다. 이 동작을 아침 저녁으로 반복하면 전신의 피로가 자연적으로 완화된다.

손톱 자극

한의학에서는, 전신의 기가 통하는 길이라고 할 수 있는 경락이 손가락 끝과 발가락 끝까지 미치고 있다고 말한다. 경락에는 기를 넣거나 빼는 지점이 있는데 바로 정혈井穴이라는 곳이다. 정혈은 손·발톱이 자라나는 곳에 위치하며 이곳을 자극하면 경락과 그에 해당하는 내장의 운동이 활성화된다. 이로써 전신의 저항력이 향상되는 것은 말할 필요도 없다.

인간의 몸에는 총 12경락이 있고 12정혈이 있는데, 그중 6개가 손가락 끝에 있고, 나머지 5개는 발가락 끝에 있으며, 나머지 1개는 발바닥의 용천湧泉이라는 지압점에 있다. 정혈을 자극하려면 우선 손끝이 따뜻해야 하므로, 손과 손가락을 비벼서 따뜻하게 만든 다음 실시한다.

① 손톱 뿌리 부분을 반대쪽 엄지손가락으로 강하게 누른 후, 바깥쪽을 향해 세게 잡아당긴다. 중지, 검지, 약지, 무명지, 엄지의 순서로 하는 것이 효과적이다.

② 다음은 손톱을 양손가락 사이에 끼우고 세게 누른 후, 바깥쪽을 향해 힘껏 잡아당긴다. 좌우 모두 2회 반복한다.

③ 손가락과 손가락 사이를 자극하는 것으로 마무리한다. 손가락 사이를 반대쪽 손을 이용해 위아래에서 끼우고 세게 누른 후에 마찬가지로 바깥쪽을 향해 잡아당긴다.

④ 발톱도 같은 동작을 반복한다.

인체 말단의 12정혈을 자극하면 경락의 기의 소통이 원활해지고 혈
액순환이 활발해지는 효과가 있다.

각종 통증에 효과적인 안구 지압

두통, 요통, 치통 등 신체 각 부분의 통증을 완화시키는 방법이 있
다. 위를 향해 누워 눈꺼풀 위로 안구를 가볍게 잠시 눌러 주는 것이
다. 심호흡을 하면서 누르면 더욱 효과적이다. 이것은 통증이 안구와
밀접한 관계가 있기 때문이다.

신체 어딘가에 심한 통증이 생기면 교감신경이 흥분하여 동공이 열
리고 안구가 딱딱해지는데, 이때 안구를 가볍게 눌러서 풀어 주면 교
감신경의 흥분이 가라앉아 통증이 완화된다.

간단한 릴렉스 방법

평소와 같은 생활을 하더라도 우리 몸은 알게 모르게 긴장 상태에
있다. 정신적인 불안에도 몸은 긴장하게 된다. 이러한 미묘한 긴장을
풀기 위해서는 입을 크게 벌리는 것이 효과적이다.

① 하품을 하듯 최대한 입을 크게 벌린다.

② 천천히 숨을 내쉬며 턱의 힘을 빼준다.

③ 입이 반쯤 벌어진 상태에서 잠시 멈춘다.

이 동작만으로 무의식 중에 긴장되어 있던 몸이 풀어지고 편안해진

다. 이따금 거울 앞에서 입을 크게 벌리고 입 모양을 관찰해 보자. 입을 벌릴 때 입 모양이 삐뚤어지는 사람은 턱 관절이 삐뚤어진 경우가 많으며, 어깨 결림이나 요통 등에 걸리기 쉽다.

의욕이 없는 날에는 핸드 마사지

왠지 의욕이 생기지 않는 날에는 손바닥이나 손가락을 가볍게 마사지하면 기분 전환에 도움이 된다. 손바닥에는 발바닥과 마찬가지로 긴장을 풀어 주는 지압점이 모여 있어, 손바닥 전체를 마사지하면 발바닥을 주무르는 것과 같은 효과를 얻을 수 있다. 마사지는 여러 부위를 만져 보고 가장 기분이 좋은 부분을 집중적으로 주무르면 된다. 로션이나 아로마오일을 손바닥에 바르면 더 잘 미끄러져 마사지하기 편리하다. 요즘 한의학에서는 스트레스 치료의 하나로 향기요법이라 하여 아로마를 이용한 방법이 시행되고 있다. 여성들이 향수를 사용하여 마음의 분위기를 바꾸는 것도 이와 같은 이치이다.

조금 화난 듯이 행동한다

피곤하면 사소한 일에도 짜증을 내고 괜히 주변에 화풀이를 할 때가 있다. 이는 뇌 속에 노아 아드레날린이라는 분노 물질이 평상시보다 다량 분비되기 때문이다. 그런데 사실 이 노아 아드레날린은 분노 물질인 동시에 의욕을 고취시키는 물질이기도 하다. 그리 환영할 만한 것은 아니지만, 의욕을 고취시키기 위해 몸이 열심히 작용한 결과 화가 나는 것이다. 따라서 피로가 쌓여 의욕이 생기지 않을 때에는 일부러 화를 내보는 것도 한 가지 방법이라 할 수 있겠다. 주위 사람들에 방해가 되지 않는 범위 내에서 조금은 화난 듯 행동해 보는 것은 어떨까?

환자들에게 자주 권하는 스트레스 발산법
· 산에 올라 소리지르기
· 가까운 노래방에서 큰소리로 노래하기
· 친구들과 무제한 수다떨기

사탕 한 알로 집중력 회복

누구나 하루 종일 꾸준한 페이스로 일하기란 어렵다. 오전에 두뇌 회전이 잘 안 되는 사람이 있는가 하면, 오후만 되면 급격히 일의 능률이 떨어지는 사람도 있다. 이렇게 일의 능률이 오르지 않을 때에는 약간의 단것을 먹는 것이 좋다. 단것은 뇌의 가솔린이라고 할 수 있다. 단것에 들어 있는 포도당은 두뇌를 움직이는 에너지가 된다. 그러나 지나치게 많이 먹으면 오히려 졸음이 올 수 있으므로 주의한다. 단것은 소량의 캔디나 초콜릿이면 된다. 껌도 두뇌를 자극하는 효과가 있으므로 머리를 맑게 하는 데 도움이 된다.

오렌지색 의상으로 기분전환

기분이 가라앉을 때에는 기분에 이끌려 어두운 의상을 선택해서 입기 쉽다. 멋 부릴 마음의 여유도 없는 우울한 날에는 밝은 색 의상을 입는 것만으로 기분이 한결 밝아질 수 있다. 특히 오렌지색은 밝고 자유로운 기분으로 만들어 주며 얼굴색도 밝고 화사해진다. 오렌지색 의상을 선호하지 않는 경우에는, 액세서리나 가방 등의 소품을 오렌지색으로 선택하자. 그것만으로도 기분이 밝아질 것이다.

멀미 예방법

즐거워야 할 여행을 멀미로 망치는 경우가 있다. 정신적인 원인도 있겠지만 멀미가 심한 사람은 두개골 좌우에 있는 측두골이 어긋난 경우가 많다. 그런데 이 측두골은 스스로 교정할 수도 있다고 하니 시험해 보자.

우선 거울에 똑바로 서서 양 귀의 높이를 살펴보자. 높이가 다르다면 측두골이 어긋나 있다는 증거다. 이번에는 의자에 앉아 귀가 높은 쪽 손을 머리 뒤로 돌려 낮은 쪽 귀에 댄다. 검지는 귀 뒤, 중지는 귀 앞에 살짝 끼우면서 위로 끌어올린다. 이때 머리는 자연스럽게 귀가 높은 쪽으로 숙인다. 천천히 끌어올렸다가 원 위치 시킨 다음, 3초 정도 쉬었다 다시 끌어올리는 동작을 10회 정도 반복한다. 차 타기 전날 밤이나 당일 아침에 이 동작을 하면 효과를 볼 수 있다. 평상시에도 이 동작을 반복하면 어긋나 있던 측두골이 조금씩 제자리로 돌아와 멀미 없는 여행을 즐길 수 있을 것이다.

피로로 인한 현기증

　피로를 회복하는 방법을 알아두는 것도 중요하지만, 피로가 원인이 되어 나타나는 증상에 대처하는 방법도 알아두는 것이 좋다. 특히 피로가 극에 달해 현기증으로 쓰러질 때, 역의 플랫폼 혹은 횡단보도 등의 장소라면 최악의 사태가 발생할 수도 있다. 현기증이 날 때에는 일단 의식이 있을 때 할 수 있는 최대한의 조치를 취하자. 넘어지거나 구르지 않도록 주의하며 벤치 등에 앉아 편안한 자세로 안정을 취한다. 주위의 시선을 의식하지 말고 잠시 눕는 것도 좋은 방법이다. 넥타이나 바지 등을 느슨하게 하고, 여성이라면 브래지어의 훅을 풀자. 그 다음 복식호흡을 하고, 구토를 할 것 같으면 그에 대한 대비도 해두자. 하지만 계속 부동의 자세로 있게 되면 오히려 현기증이 더 오래 갈 수도 있으니 어느 정도 진정이 된 후에는 천천히 일어나서 움직여 주는 것도 잊지 말자.

현기증에 효과적인 지압

　현기증은 우리 몸이 밸런스 감각을 잃었을 때 발생한다. 밸런스 감각을 담당하는 것은 귀 내부에 있는 기관인데, 평소에 이 부분을 단련해 두면 현기증을 예방할 수 있다. 귀를 앞으로 젖히면 피부가 당겨져 근육이 생기는데, 그 아래 움푹한 부분이 예풍 翳風혈이라는 지압점이다. 귀 뒤쪽 아래에서 3분의 1 지점에 있으므로 검지를 이용해 이곳을 자극한다. 중풍, 안면 신경마비, 어지럼증 등을 치료하는 중요한 혈이다. 외출 중 갑자기 현기증이 일어난 경우에는 일단 자리를 잡고 앉아 이곳을 10~20회 정도 지압하자. 어지러운 증상이 점차 사라질 것이다. 그러나 현기증이 자주 일어나는 경우에는 곧바로 전문의의 진료를 받아야 한다.

현기증에는 생강이 효과적

정신적인 스트레스나 피로 등으로 현기증을 호소하는 사람이 많다. 이는 스트레스나 피로로 인해 내림프액이 증가하여 평형감각을 관장하는 내이內耳의 반고리관에 이상이 발생했기 때문이다. 이러한 경우 의사가 처방하는 약 중의 하나가 혈관확장제인데, 혈액순환을 촉진하여 내이의 기능을 향상시키고 평형감각의 문제를 개선하는 효과가 있다. 이 혈관확장제와 같은 효능을 가진 음식이 바로 생강이다.

생강에 함유된 '징게롤' Zingerone이라는 성분에는 혈관을 확장하고 혈액순환을 촉진하는 효과가 있다. 생강을 하루 10g씩 섭취하면 스트레스나 갱년기로 인한 현기증을 억제할 수 있다고 한다. 그러나 생강을 있는 그대로 먹기는 어려우니 요리 재료로 이용하는 것도 좋고, 갈아서 홍차 등에 넣어 먹는 것도 좋은 섭취 방법이다.

딸꾹질을 멈추게 하는 지압점

갑자기 시작된 딸꾹질이 좀처럼 멈추지 않아 고생한 경험은 누구나 있을 것이다. 딸꾹질을 멈추게 하는 방법으로는 깜짝 놀라거나 숨을 멈추고 물을 마시는 등의 방법이 널리 알려져 있지만, 지압점을 자극하는 방법도 효과적이다. 딸꾹질은 횡격막의 경련으로 일어나는 현상으로, 횡격막으로 통하는 신경경로에 있는 지압점을 자극해 주는 것이 효과적이다. 위치는 목 중간쯤 후두의 연골이 튀어나온 부분에서 손가락 한 개 정도 아래, 좌우로 손가락 네 개 정도 넓이에 있다. 좌우 지압점을 동시에 손가락으로 눌러 주는 동작을 반복하면 딸꾹질이 천천히 멈추게 된다.

초기 감기에 관한 지압점

왠지 목이 따끔거리고 몸이 축 처지는 등 감기 초기 증상이 있을 때에는, 일단 휴식을 취하는 것이 중요하고, 그 다음에 지압점을 자극하면 치유력이 향상된다.

① 감기 초기에는 감모점感冒点이라는 지압점을 자극하는 것이 효과적인데, 감모점은 손바닥 쪽으로 엄지와 검지 뼈 아랫부분에 있다. 감모점은 호흡기와 관련 있는 지압점으로, 특

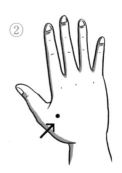

히 목이 아플 때 이곳을 눌러 주는 것이 좋다.

② 감모점의 바로 뒤쪽, 즉 손등에 있는 합곡 合谷은 몸의 저항력을 길러 주는 지압점이다.

③ 지압할 때 엄지는 합곡을, 검지는 감모점을 잡고 눌러 주면 동시에 자극할 수 있어 효과적이다.

엄지를 합곡에 대고 ↗ 방향으로 찔러넣듯 누른다.

④ 이 밖에 목덜미의 굵은 근육 바깥쪽에 있는 움푹한 부분을 지압하면 감기에 대한 저항력이 강해진다.

피로는 감기의 커다란 원인이 된다. 평소에 이 세 지압점을 눌러 주는 습관을 기르면 감기에 걸리지 않는 건강한 몸이 될 것이다.

콧물과 코막힘에 효과적인 지압

추위, 수면 부족, 피로 등으로 코가 막히거나 콧물이 나올 때가 있다. 코의 상태가 좋지 않으면 두통까지 유발할 수 있으므로 그대로 방치하는 일이 없도록 하자.

① 콧방울 옆의 움푹한 부분을 손가락으로 꾹꾹 눌러 준다. 이 부분에는 앙향迎香이라는 지압점이 있는데, 이곳을 자극하면 코가 시원하게 뚫린다.

② 이 밖에 외측 복사뼈 뒤쪽과 외측 복사뼈에서 손가락 7개 정도 위를 자극하는 것도 효과적이다. 이때 막힌 코와 같은 쪽에 있는 지압점을 자극하도록 한다.

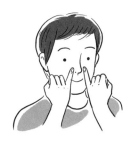
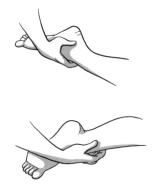

목을 보온

모임이나 회식 등에 참석하여 노래방에서 노래를 부르는데 목 상태가 안 좋거나 목소리가 제대로 안 나올 때가 있다. 그럴 때에는 찬 음료는 피하고 목을 따뜻하게 해주는 것이 좋다. 갑자기 찬 음료를 마셔 목을 차게 하면 혈관이 수축하여 움직임이 둔화된다. 따라서 따뜻한 음료를 마시도록 한다. 또한 과일도 목을 차게 하므로 피하는 것이 좋고, 사람에 따라 과일을 먹으면 목소리의 질이 변하는 경우도 있으므로 유의하자.

무조건 해열제는 금물

감기로 열이 있을 때 해열제를 찾는 사람이 많은데, 사실은 약을 먹지 않고 수분을 보충하면서 자연적으로 땀을 빼는 것이 더 빠르게 감기를 치료할 수 있는 방법이다. 이는 감기 바이러스를 퇴치하는 림파구가 고온에서 활발히 활동하기 때문이다. 만약 해열제로 열을 내려 버리면 온도가 내려간 만큼 림파구의 움직임이 둔해져서 바이러스 퇴치에 어려움을 겪게 된다. 따라서 억지로 열을 내리려고 할 필요 없이 자연스럽게 열이 내려가도록 하는 것이 좋다. 그러나 너무 열이 높거나 열이 내리지 않을 때에는 체력 저하를 방지하기 위해 해열제를 먹어 일단 열을 내리는 것이 중요하다.

제3장

얼굴 및 머리

직종과 지위를 막론하고 사회 생활을 하다 보면 억지 웃음을 지어야 하는 경우가 많다. 그러다 보면 어느새 얼굴은 피로에 굳어지고 만다. 굳어진 얼굴을 풀어 주려면 볼 근육과 턱 근육을 손으로 잡고, 뼈에서 근육을 떼어내는 느낌으로 가볍게 당기며 비틀어 주면 된다. 틈틈이 이 동작을 하게 되면 근육이 부드러워질 뿐 아니라 피부가 팽팽해진다.

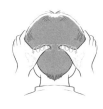

탈모증에는 참기름이 효과적

　나이가 들수록 적어지는 머리숱, 혹은 대머리로 고민하는 사람들이 많다. 또한 업무 등의 스트레스로 탈모 현상이 일어나는 경우도 있다. 소중한 머리카락을 조금이라도 오랫동안 머리에 붙들어둘 수 있는 방법은 식생활 개선밖에 없다.

　예전부터 탈모 예방에는 해초류가 좋은 것으로 알려져 있는데, 참기름을 잊어서는 안 된다. 참기름은 백발을 검게 하고 탈모를 예방하는 식품으로 널리 애용되어 왔는데, 이는 리그난의 항산화작용이 관여한 것으로 보인다. 또한 참기름에는 칼슘이 풍부하여 스트레스를 억제하는 작용이 있으므로, 스트레스성 탈모로 고민하는 사람은 참깨로 무친 음식을 가까이 하도록 하자. 참깨는 노화 방지와 신장 기능 강화 작용으로 진정한 항노화식품이라 할수 있다.

두피 소금 마사지

바쁜 업무로 피로가 축적되거나 대인관계로 인해 스트레스가 쌓인 경우에는 두피도 피로로 늘어질 것만 같다. 이런 때에는 소금을 이용한 마사지로 두피를 당겨 주고 기분도 전환시켜 보자.

소금은 미네랄이 풍부한 굵은 소금이 가장 좋지만, 없을 경우에는 맛소금으로도 가능하다. 샴푸한 후에 양손 열 손가락 끝에 소금을 조금씩 묻히고 두피를 문지른다. 이때 너무 세게 하면 두피가 손상되므로 부드럽게 문지르도록 한다. 특히 뒷목의 머리카락이 자라나는 부분을 세심하게 마사지하면 지압 효과도 있다. 다음은 미지근한 물로 잘 헹구어 염분을 말끔히 씻어낸다. 린스 대신 따뜻한 물에 소금을 한 줌 정도 녹여서 헹구는 것도 효과적이다. 이때도 마찬가지로 염분을 깨끗이 씻어내는 것이 중요하다. 주의할 것은, 소금 마사지를 매일 하게 되면 오히려 두피가 손상될 수 있으므로 일주일에 한 번 정도가 적당하다는 점이다.

윤기 없는 피부의 수분 공급 방법

과로를 하면 어김없이 피부에 그대로 나타나는데, 피부 건조 · 주름 · 기미 등이 생기고 윤기와 탄력이 없어진다. 이런 메마른 피부에 수분을 공급하는 응급조치법은 오이 마사지다. 우선 오이 하나를 껍질째 갈아서 거즈로 감싼 다음 얼굴 위에 넓게 펼친다. 그대로 한참 두었다가 물로 씻어내면 촉촉하고 산뜻한 느낌이 들 것이다.

오이　오이는 알칼리성으로 열을 식혀 주고 피부 미백효과가 뛰어나다. 또한 오이에 풍부하게 들어 있는 칼륨 성분이 체내 노폐물을 배설시키고 몸을 가볍게 하며, 이뇨 작용을 통해 부종과 소갈에 큰 효과가 있다.

수제 로션으로 윤기 있는 피부 만들기

　겨울철의 피부 건조를 방지하기 위해서는 보습이 가장 중요하다. 일반적으로 시중에서 판매하는 보습 로션을 사용하는 경우가 대부분인데 직접 만들 수도 있다. 재료는 로즈워터 95ml, 글리세린 5ml, 제라늄 에센셜오일 2방울이면 된다. 모든 재료를 섞어 용기에 넣으면 완성이다. 로즈워터는 피부의 결을 정돈하고, 글리세린은 윤기를 더하며, 제라늄 에센셜오일은 피지 분비 밸런스를 조절하여 혈액순환을 촉진시킨다. 참고로 로즈워터는 장미 꽃잎에서 추출한 에센스를 수증기 증류한 것이고, 글리세린은 순도 높은 글리세린 사용을 권한다. 화장품 제조에 반드시 필요한 재료이다.

지친 피부에는 드라이어

　어깨 결림이나 요통 등은 파스를 붙여도 겉으로 잘 드러나지 않는다. 그런데 피곤한 기색이 얼굴에 드러나면 손을 쓸 수가 없다. 윤기 없는 푸석푸석한 피부, 눈 밑 다크써클 등은 숨길 방법이 없는 것이다. 여성의 경우엔 화장으로 커버할 수 있다고 생각하기 쉬운데, 피곤할 때에는 화장이 잘 안 먹을 뿐 아니라 주름이 눈에 띄고 파운데이션이 갈라져 오히려 역효과일 수도 있다.

피로 외에도 피부에 영향을 미치는 것 중의 하나가 피지다. 피지가 많으면 얼굴이 번들거리기 쉬운데, 피지가 너무 적은 것도 그다지 좋지 않다. 피곤할 때에는 피지의 분비도 나빠져 결과적으로 피부가 거칠어지고, 그야말로 피로에 찌든 얼굴이 되는 것이다. 이런 때에는 세안 후 일단 드라이어의 온풍을 얼굴에 쐬어 혈액순환을 원활하게 해준 다음에 로션으로 부족한 피지를 보충해 준다. 로션이 잘 스며들어 효과가 상승할 것이다.

얼굴색을 좋게 하는 마사지

화장을 하고 있는 동안은 파운데이션이나 파우더 등에 가려서 잘 보이지 않지만 화장을 지우면 얼굴이 초췌해 보일 때가 있다. 안색이 안 좋은 것은 혈액순환이 나빠졌다는 증거이므로, 얼굴 마사지로 혈액순환을 원활히 해주자. 아침이나 저녁 세안 시 세안폼을 묻힌 상태에서 코 양 옆을 위에서 아래로, 눈과 눈썹 사이를 얼굴 중앙에서 바깥쪽으로 손가락을 이용해 가볍게 마사지 해준다. 이 부분은 각 내장 기관과 관련된 곳이므로 마사지를 하면 내장의 움직임이 활발해져 혈액순환이 좋아진다.

얼굴 꼬집기

억지로 미소를 계속 지어야 하는 상황에서 얼굴 근육이 굳거나 경련이 일어나는 경험은 누구에게나 있을 것이다. 직종과 지위를 막론하고 사회생활을 하다 보면 억지 웃음을 지어야 하는 경우가 많다. 그러다 보면 어느새 얼굴은 피로에 굳어지고 만다. 굳어진 얼굴을 풀어주려면 볼 근육과 턱 근육을 손으로 잡고, 뼈에서 근육을 떼어내는 느낌으로 가볍게 당기며 비틀어 주면 된다. 틈틈이 이 동작을 하게 되면 근육이 부드러워질 뿐 아니라 피부가 팽팽해진다.

얼굴 경련 예방책 ①

스트레스를 받거나 피로와 긴장이 쌓이면 눈꺼풀 혹은 입술이 실룩거리거나 얼굴에 경련이 일어나는 경우가 있다. 이는 현대인들에게 의외로 자주 일어나는 증상으로, 통증은 없으나 왠지 신경이 쓰이고 사람들 앞에서라면 자칫 신경질적으로 보일 수도 있다. 이 증상을 막고 싶다면 귀 뒤쪽부터 목 아래 부분까지 2~3분 정도만 쓰다듬어 주면 된다. 이 동작을 매일 반복하면 목과 얼굴의 혈액순환이 좋아지고 근육의 긴장이 풀어져 좀처럼 경련이 일어나지 않을 것이다.

얼굴 경련 예방책 ②

자기 의지와 상관없이 얼굴이 실룩거릴 때가 있다. 신경 쓰면 쓸수록 더욱 심해져 심적인 불안함을 느끼기도 한다. 이런 증상이 있을 때에는 당황하지 말고, 양손바닥을 뜨거워질 때까지 비빈 다음, 손으로 얼굴을 감싸고 세수할 때처럼 위아래로 문질러 보자. 증상이 개선될 것이다. 이 동작은 안면신경통이나 삼차신경통, 두통에도 효과적이다. 뿐만 아니라 주름을 방지하는 효과도 기대할 수 있다.

머리를 맑게 하는 간단한 스트레칭

회의가 오전에 시작된다면 문제 없다. 그러나 오후 3시부터 회의가 시작된다면 몸의 피로는 최고조에 달하고 사정없이 밀려들 졸음 때문에 마음이 불안하다. 이런 때에는 간단한 스트레칭으로 두뇌를 맑게 하여 아이디어를 잘 낼 수 있는 상태로 만들어 두자. 우선 굳어 있는 몸을 풀기 위해 어깨와 목을 돌리고 몸을 비튼다. 손은 깍지를 끼고 팔을 들어 올려 전신 늘이기, 어깨 늘이기, 몸 굽혀 등 늘이기, 몸을 옆으로 기울이기 등을 한다. 스트레칭으로 근육이 풀어지면 혈관이 이완되고 혈액순환이 원활해져 머리가 맑아지는 것이다.

머리를 맑게 하는 지압

만성 두통을 앓는 사람 중에는 머리의 혈액순환이 좋지 않은 경우가 많다. 혈액순환이 나쁘기 때문에 머리가 무겁게 느껴지거나 두통 및 어깨 결림, 목 결림 등의 다양한 증상이 나타나는 것이다.

머리의 혈액순환을 좋게 하려면 뒤통수에 있는 천주天柱라는 지압점을 자극한다. 후두부에서 양손을 깍지 끼었을 때, 양 엄지 끝이 닿는 부분이 천주다. 이 지압점에 엄지를 대고 천천히 호흡을 들이마시며 상체를 오른쪽으로 기울이는 동시에 왼쪽 손가락으로 왼쪽 천주를 누른다. 다음은 천천히 호흡을 내쉬며 상체를 원래 위치로 하고 반대쪽도 같은 동작을 실시한다. 손을 움직이지 않고 상체만 움직이면 자연스럽게 천주에 힘이 들어가게 된다. 바르게 앉아서 좌·우·뒤로 5~6회 반복한다. 혈액순환이 활발해져 머리가 맑아질 것이다.

피로를 풀어야 큰병을 막는다

제 4 장

눈의 피로

손가락의 볼록한 부분을 관자놀이에 대고 누르거나 돌리면서 문질러 주면
된다. 이 동작을 반복해 보자. 방법은 간단하지만 눈에 피로를 느낄 때 그
냥 손으로 관자놀이를 눌러 주는 것보다 훨씬 효과적이다.

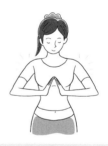

안구운동으로 눈의 근육 강화

독서 삼매경에 빠지거나 인터넷 서핑을 몇 시간이고 하다 보면 눈을 혹사하기 쉬운데, 이때 눈이 피로해지는 것은 초점을 조절하는 눈의 근육이 계속 긴장 상태에 있기 때문이다. 이런 때에는 가끔 시선을 여러 방향으로 돌려 주는 스트레칭으로 눈의 피로를 풀 수 있다. 정면을 향해 앉아 얼굴은 움직이지 말고 안구만 최대한 움직이는 운동이다.

① 눈을 감았다 갑자기 확 뜨는 동작을 반복한다.

② 좌우 · 상하 안구 회전 운동을 한 다음 윙크를 한다.

③ 눈의 피로가 어느 정도 풀리면 우하 · 좌하 · 하 · 상 등 각 방향을 보며 안구 운동을 하고, 마지막으로 안구를 한 바퀴 돌려 준다.

처음에는 눈 근육에 약간의 통증이 있을 수도 있는데, 이는 평소에 운동을 안 하던 근육이 운동을 하기 때문이다. 상하좌우뿐 아니라 비스듬히 위·아래까지 모든 방향으로 안구를 움직여 유연성을 기르도록 하자.

눈이 침침할 때에는

눈의 피로에 효과적인 지압점은 발바닥의 용천湧泉이라는 곳에 있다. 발가락을 구부렸을 때 발바닥 한가운데에서 약간 위로 파이는 부분이다. 만약 밤 늦게까지 서류를 읽거나 밤새 소설을 읽어 다음날 눈이 침침해졌다면, 이런 때에는 용천을 자극하여 회복하도록 하자. 바닥에 책상다리로 앉아서 하거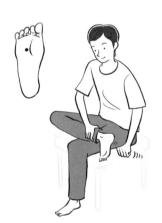나 의자에 앉아 한쪽 발을 반대쪽 무릎 위에 올려놓고 한다.

가장 간단한 자극 방법은 그냥 주먹으로 통통 두드려 주는 것이다. 잠들어 있던 시신경이 깨어나 침침한 증상이 사라질 것이다. 한의학적으로 용천혈은 12경락 중 족소음신경을 통해 눈과 연결되어 있다.

눈의 피로를 푸는 스푼 마사지

피로 회복을 위한 방법으로는 온열법과 냉열법의 두 가지 방법이 있는데, 그 중 시원하게 피로를 푸는 냉열법 마사지를 소개해 보자. 일상생활에서 흔히 쓰이는 숟가락을 이용해 언제 어디에서나 눈의 피로를 해소할 수 있는, 지압 치료의 변형된 방법이다.

숟가락은 미리 냉장고에 넣어 차게 해두는 것이 이상적이지만, 여유가 없는 경우에는 그대로 사용해도 괜찮다. 숟가락의 볼록한 부분을 관자놀이에 대고 누르거나 돌리면서 문질러 주면 된다. 이 동작을 반복해 보자. 방법은 간단하지만 눈에 피로를 느낄 때 그냥 손으로 관자놀이를 눌러 주는 것보다 훨씬 효과적이다.

손바닥을 이용한 눈 마사지

위가 아플 때 위 주위를 손으로 문질러 주면 나았던 경험이 있을 것이다. 또한 어딘가에 발등을 부딪쳤을 때 무의식적으로 손으로 감싸게 된다. 장시간 업무로 인해 눈꺼풀 안쪽이 피곤할 때에도 손으로 피로를 회복할 수 있다.

우선 눈을 감은 상태에서 눈꺼풀을 손바닥으로 덮고 그대로 지압하듯 가볍게 마사지하면 된다. 마사지가 끝나면 손바닥을 그대로 덮은 채 천천히 눈을 뜨고, 손가락을 하나씩 벌려 가며 눈에 조금씩 빛을 비추도록 하자. 요령은 이 동작을 순식간에 해치우는 것이 아니라 매 동작마다 1분 정도의 시간을 들여 정성껏 하는 것이다. 이때 눈을 너무 강하게 자극하면 각막이 손상될 수 있으니 조심해야 한다.

눈 감고 상체 비틀기

회사에서는 하루 종일 컴퓨터 모니터를 보다가 퇴근길 전철에서는 휴대폰의 액정화면을 보며 문자를 주고받고, 귀가 후에는 TV를 보며 시간을 보내는 사람이 많을 것이다. 이와 같이 우리 주변에는 눈에 악영향을 미치는 요인들로 가득하다. 따라서 매일 혹사 당하고 있는 눈의 긴장을 풀어 주는 것이 중요한데, 방법은 업무 중 의자에 앉아서도 할 수 있을 정도로 간단하다.

우선 의자에 앉아 다리를 어깨 넓이로 벌리고 눈을 감는다. 그대로 상체를 머리와 함께 비틀어 주면 되는데, 이때 손은 허벅지 위에 고정시킨다. 눈은 감고 있지만 시선은 상체와 반대 방향을 보도록 하자. 물론 아무것도 보이지 않겠지만, 시선은 가능한 멀리 보며 넓은 범위를 보도록 노력하자. 그 다음 몸을 다시 원 위치시킨다. 이 동작을 5초 간격으로 천천히 좌우 4~8회 정도 반복한 다음 눈을 뜨면 피로가 풀려 있을 것이다.

적당한 휴식

컴퓨터를 사용하는 업무가 증가하면서 점심시간을 제외하고는 출근하는 시간부터 퇴근할 때까지 모니터를 봐야 하는 경우가 많다. 식사시간 이외에 아침부터 밤까지 계속 같은 화면을 들여다보고 있는 동안 눈은 이미 지칠 대로 지쳐 있을 것이다. 집중하는 동안에는 시간 가는 줄 모르고 간과하기 쉬우나 자신의 신체를 손상시킬 수도 있다는 것을 잊어선 안 된다.

모니터를 볼 때에는 의식적으로 한 시간에 한 번씩 눈의 피로를 풀도록 하자. 화면에서 눈을 떼고 먼 곳을 바라보는 습관을 들인다. 이것만으로도 눈의 근육을 쉬게 하여 시력 저하를 방지할 수 있다. 또한 컴퓨터를 사용할 때에는 가급적 모니터를 응시하지 않도록 늘 신경 쓰도록 하자. 눈의 휴식을 위해 한 시간에 한 번씩 먼 곳을 바라본다든가, 올바른 자세로 기지개를 켠다든지 하여 나름대로의 방법으로 눈의 피로를 풀자.

눈 안쪽에 통증을 느낄 때

일이 끝나고 귀가한 후에도 눈에 통증이 남을 정도로 피곤한 날이 있다. 금방 잠들 것 같지만 너무 피곤한 나머지 두통이 시작되고 좀처럼 잠을 이룰 수 없다. 이러한 눈의 피로가 다음날까지 이어지길 원하지 않는다면 둘째 발가락과 셋째 발가락이 시작되는 부분을 자극해 준다. 자극하기 어려운 부분이므로 볼펜 등을 이용하는 것도 좋은 방법이다. 지압을 할 때에는 편안한 차림으로 마음의 여유를 갖고 한다. 지압 전후에는 발바닥을 문지르고 심호흡을 하면 심신의 긴장감이 풀리고 회복도 빨라질 것이다.

눈이 충혈된 경우

한의학에서는 발바닥에 지압점이 집중되어 있는 것으로 보며, 발바닥을 지압함으로써 체력을 조절할 수도 있다고 한다. 이런 발바닥과 마찬가지로 손에도 많은 지압점이 집중되어 있는데, 특히 손에는 눈과 관련된 지압점이 모여 있다. 아침에 일어났을 때 눈이 충혈되어 있다면, 이는 전날 긴장이나 흥분을 완전히 풀지 못했기 때문이다. 머리의 흥분 상태가 계속되면 머리와 연결된 눈도 충혈되는 것. 이럴 때에는 손을 자극하면 되는데, 가장 간단한 방법을 소개해 보자.

우선 세면대에 43~44 ℃의 따뜻한 물과 17℃ 정도의 미지근한 물을 별도로 준비한다. 두 종류의 물에 교대로 손을 담그기만 하면 온도 차에 따라 지압이 된다. 포인트는 손목까지 잠기도록 하는 것이다. 실제로 눈의 지압점은 손목의 엄지 쪽에 있는 합곡合谷혈인데, 이곳을 자극해 주는 것이 무엇보다 중요하다.

눈의 피로를 푸는 간단한 방법

장시간 모니터 사용으로 인해 생기는 눈의 피로는 안구 건조증 등을 일으키고, 개선하지 않은 채 방치해 두면 두통, 구토 증세, 현기증까지 유발할 수 있다. 이럴 때에는 일단 귀 속에 검지를 넣고 세게 누른다. 귀 속에서 큰 소리가 들릴 정도로 세게 눌러도 상관없다. 그 다음 귀 속에 넣은 검지를 엄지로 튕기며 자극한다. 현기증 등을 일으키기 전에 이러한 자극을 통해 회복하도록 하자.

눈에 경련이 생기면

강한 빛 등의 자극으로 눈이 따끔따끔할 때에는 잠깐 동안의 휴식으로 회복할 수 있지만, 눈꺼풀에 경련이 일어날 정도면 심각한 문제다. 이런 때에는 손바닥에 있는 소부少府라는 지압점을 자극하여 경련을 말끔히 해소하자. 손바닥을 폈을 때 약지와 새끼손가락의 중간 지점에서 2cm 아래를 지압한다. 4~5회 반복해 보자. 눈이 편안해지는 것을 금방 느낄 수 있을 것이다. 손등 쪽도 함께 문질러 주면 더욱 효과적이다.

눈의 피로에는 뜸

뜸을 뜰 때 직접 불이 닿지 않도록 완충제 역할을 하는 것이 뜸쑥이다. 요즘은 거의 사용하지 않지만, 원래는 쑥 잎 뒤에 붙은 흰 털이 재료였었다. 쑥은 피를 멈추게 하는 지혈 효과도 있으며, 상처가 난 부위를 잎으로 문질러 즙을 묻히거나 상처를 잎으로 감싸면 금방 아물어 약용 효과도 뛰어나다.

쑥은 눈에도 약용 효과를 기대할 수 있는데, 가정에서도 뜸쑥을 이용하여 눈의 피로를 손쉽게 해소할 수 있다. 물론 직접 불을 붙이는 것은 아니다. 직경 1.5cm 정도의 종이 통에 뜸쑥을 채워 궐련 모양으로 만든다. 여기에 불을 붙였다 바로 끄고 접시 위에 촛대처럼 세운다. 다음은 그 연기를 눈에 쐬어 주면 된다. 눈이 따가울 수도 있지만 이는 충혈을 제거하고 피로를 풀어 주는 주요 성분 때문이므로 가능한 참도록 하자.

두통 및 눈의 피로에 효과적인 지압

장시간 업무로 두통 및 눈의 피로를 느낄 때에는 간단한 스트레칭으로 피로를 풀어 주자. 우선 책상 위에 턱을 괴고 양손을 볼 밑에 댄다. 다음은 팔꿈치가 움직이지 않도록 주의하면서 턱을 치켜드는데, 턱과 함께 시선도 위를 향한다. 턱을 완전히 치켜든 상태에서 20초 정도 정지한 다음 천천히 원 위치로 돌아온다. 목과 눈 주위 근육이 스트레치 되어 혈액순환이 좋아지고 두통도 완화된다.

이 동작은 두통이 있을 때뿐 아니라, 30분마다 한 번씩 정기적으로 해두면 두통과 눈의 피로를 예방할 수 있다. 언제 어디서나 간단하게 할 수 있는 운동이므로 잊지 말고 실천하도록 하자.

캔 음료로 눈을 차갑게

눈이 피로할 때 간편하고 빠르게 식히고 싶다면 차가운 캔 음료를 눈에 대는 방법이 있다. 이때 손수건으로 음료수 캔을 싸는 것을 잊지 말자. 젖을 우려도 없고 지나치게 차갑지 않을 것이다.다.

스팀타월 요법

눈이 피곤할 때 청량감이 있는 안약을 넣거나 차가운 타월을 눈에 대는 사람이 가끔 있다. 틀림없이 눈이 시원해지긴 하겠지만 근본적인 눈의 피로를 풀기 위해서는 역시 따뜻하게 하는 것이 가장 효과적이다. 눈을 혹사하면 눈 주위뿐 아니라, 관자놀이와 머리카락이 자라는 부분의 근육까지 피로하여 혈액순환이 나빠지게 된다. 따라서 눈 주위를 따뜻하게 해주면 혈액순환이 좋아지고 눈 근육에도 충분한 영양이 다다르게 된다.

스팀타월로 관자놀이와 이마 전체를 덮은 다음 잠시 눈을 감고 휴식을 취한다. 만약 스팀타월이 없다면 손바닥으로 관자놀이에서 머리카락이 자라는 부분을 눌러서 풀어 주면 된다. 그 다음 눈머리 쪽에서 눈 위, 눈꼬리 순으로 움푹한 부분을 따라 지압해 주면 된다. 민감한 부분이므로 너무 세게 누르지 않도록 중지와 약지를 이용하는 것이 요령이다.

냉·온수 자극

피로회복에는 입욕이 가장 좋다는 사람이 많다. 욕조에 들어가 앉아 있으면 몸의 더러움과 함께 피로도 말끔히 씻길 것 같은 기분이 들기 때문일 것이다. 하지만 피로를 느끼는 것은 몸뿐만이 아니다. 하루 종일 쉬지 않고 일한 눈도 상당한 피로를 느낀다. 따라서 입욕 시에는 눈의 피로도 함께 풀도록 하자.

눈의 피로회복에는 냉·온수 자극이 효과적인데, 눈에 직접 샤워기를 쐬어 주면 된다. 물의 온도와 수압이 눈을 적당히 자극하고 혈액순환을 촉진시켜 눈이 상쾌하고 맑아진다. 또한 목 뒤나 후두부를 따뜻한 물로 샤워하며 타월로 눈을 차갑게 하면 눈의 피로나 충혈에 효과적이다.

안경과 콘택트렌즈의 도수 맞추기

눈의 피로를 예방하기 위해서는 안경과 콘택트렌즈 등의 도수를 조정하는 것이 중요하다. 안경과 콘택트렌즈를 사용하는 사람은 정기적으로 검사를 하는 것이 바람직하다. 갑자기 잘 안 보이거나 눈에 통증이 있는 경우를 제외하면 좀처럼 안과에 가지 않게 되는데, 안경과 콘택트렌즈의 도수가 잘 맞는지 확인하기 위해서라도 가능하면 3개월에 한 번은 안과에 가도록 하자. 실제로 근시나 노안이 진행되고 있는데 안경이나 콘택트렌즈의 도수에는 변화가 없다면, 핀트를 맞추려는 눈의 부담이 매우 커진다. 평소보다 눈이 피로하다고 느껴지면 일단 시력부터 검사해 볼 필요가 있다.

컴퓨터 옆에 가족 사진을 장식

컴퓨터 모니터만 바라보면서 키보드 조작이 가능한 사람은 안구건조증에 걸리기 쉽다. 키보드 조작에 익숙하지 않은 사람은 키보드와 모니터를 번갈아 보기 때문에 시선 이동이 빈번하지만, 그렇지 않은 경우에는 모니터에 시선을 고정시키기 때문에 눈이 건조해지기 쉬운 것이다. 시선이 한 곳에 집중되지 않게 하려면 컴퓨터 주변에 눈에 띄는 무언가를 두는 것이 좋다. 가령 가족이나 동물 사진을 두면 무의식적으로 시선이 가기 때문에 모니터에만 시선이 집중되는 것을 막을 수 있다. 직장에서 가족이나 동물 사진을 장식하기 쑥스럽다면 아름다운 풍경 사진이나 작은 관엽식물을 두는 것도 좋은 방법이다.

안약 사용법

피로한 눈, 콘택트렌즈에 의한 안구 건조, 꽃가루 알레르기 등 안약의 용도는 매우 다양하다. 또 안약이라고는 해도 그 종류와 성분은 각양각색이다. 시중에서 판매하는 안약을 사용할 때에는 용도를 충분히 확인한 후 구입하도록 한다. 잘못된 사용은 오히려 증상을 악화시킬 수도 있으므로 주의하자. 물론 안약의 올바른 사용법을 알아두는 것도 중요하다. 안약 용기가 직접 안구에 닿으면 안구에 상처를 내거나 세균이 부착할 수 있으므로 반드시 눈에서 1cm 정도 떨어진 위치에서 넣는다.

손가락으로 아래 눈꺼풀을 가볍게 당기고 안약 한두 방울을 떨어뜨린다. 더 많은 양을 넣어 봤자 밖으로 흘러 넘치게 된다. 약을 넣은 후에는 얼굴을 위를 향한 채 손가락으로 눈머리 쪽을 눌러 안약이 누도 淚道로 흐르지 않게 하고, 2~3회 정도 눈을 깜박이면 안약이 결막 전체에 골고루 퍼지게 된다.

장시간 컴퓨터 사용 시 주의할 점

직장이나 가정에서 컴퓨터를 자주 사용하는 사람은, 모니터 주위 환경이나 자세에 문제가 없는지 점검해 볼 필요가 있다. 의외로 모니터 주위에 눈의 피로나 두통의 원인을 제공하는 요인이 숨어 있는 경우가 많기 때문이다. 우선 눈과 모니터의 거리는 너무 가깝지 않은 것이 좋은데, 50~80cm 정도의 거리를 유지하는 것이 이상적이다. 또한 의자 높이와 모니터 높이를 조절하여 내려다보는 각도로 만든다. 왜냐하면 아래로 내려다보게 되면 눈꺼풀이 내려와 눈 표면과 공기가 접촉하는 면적이 줄어들기 때문이다. 이것만으로 안구 건조를 예방할 수 있다.

또한 주위의 밝기와 모니터 밝기의 차가 너무 크면 초점 조절로 인해 눈에 부담이 가므로 밝은 곳에서는 화면도 밝게 설정하자. 창을 통해 흘러 들어오는 햇볕이나 전등 빛이 모니터에 비치는 것도 눈의 피로를 가중시킨다. 이런 경우에는 모니터 방향을 바꾸고 전용 필터를 달아 주는 것이 좋다.

조리 시 주의할 점

창문도 열지 않고 환기팬도 돌리지 않은 상태에서 조리를 하거나, 식탁 위에서 고기를 굽거나 전골 등을 끓이면 김과 연기, 그을음 등으로 눈이 아플 때가 많다. 이는 연기에 들어 있는 유해 성분 때문이다. 눈이 따끔거리거나 눈물이 날 때는 물론이고, 직접적인 자극을 받지 않더라도 연기는 눈에 상당한 부담이 된다. 온도나 습도가 높은 공기는 눈에 필요 이상의 부담을 주어 눈의 피로와 안구 건조 등을 유발할 수 있다. 따라서 조리 시에는 환기팬을 돌리거나 창문을 열어 습기와 열을 가능한 밖으로 방출시키도록 하자. 끓고 있는 냄비 뚜껑을 여는 순간에도 김이 직접 눈에 들어가지 않도록 주의하자.

눈은 마음의 창이라 했다. 나는 이렇게 말한다. 눈은 피로의 창이라고. 눈이 피로하면 전신의 피로가 심하다는 증거이기 때문이다. 스트레스로 인해 열이 발생하여 눈의 각막은 말라 가고 혈액 공급이 부족해지기 때문에 건조해지고 충혈되는 것이다. 피곤해지면 우선 거울을 보아 눈의 상태를 확인해 보는 것도 좋다.

기침에는 눈의 휴식

콜록콜록 기침이 나고 목이 아플 때에는 눈을 쉬게 한다. 얼핏 보기에 목과 눈은 그다지 상관 관계가 없어 보이지만, 눈을 혹사시키면 호흡기관이 자극되어 기침을 하기 쉽다. 몸 상태가 안 좋을 때 흔히 누워서 TV를 보거나 엎드려서 책을 읽기 쉬운데, 감기 기운이 있을 때에는 TV나 책을 멀리하고 안정을 취하는 것이 좋다. 그러나 업무 등으로 인해 도저히 눈을 쉬게 할 수 없을 경우에는 잠자기 전 온습포를 이용하여 눈의 피로를 풀어 주도록 한다.

피로를 풀어야 큰병을 막는다

제5장

어깨 및 목 결림

가령 항상 오른쪽 어깨만 결리는 사람은 담석을 앓고 있는 경우가 있다. 특히 여성에게 쉽게 걸리는 병이므로 주의가 필요하다. 또한 두통이나 현기증을 동반하는 어깨 결림은 뇌혈관장애의 신호인 경우가 있다. 뇌의 혈관이 막혀 있거나 상처가 있으면 어깨가 심하게 결리게 된다. 뇌혈관장애는 늦게 발견하면 생명에 지장을 줄 정도로 위험한 병이다.

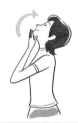

어깨 보온으로 어깨 결림 예방

한의원을 방문하는 대다수 여성들이 호소하는 통증 부위 1순위는 어깨 부분이다. 특히 여성의 경우, 혈액순환이 안 될 때 처음으로 아파오는 부분이 바로 어깨이기 때문이다. 어깨 결림은 혈액순환과 피로 누적의 적신호라 하겠다.

어깨가 결리는 원인은 일과 공부만이 아니다. 의복 선택을 잘못하는 것도 어깨 결림의 원인이 될 수 있다. 가령 겨울철 옷을 얇게 입는 것도 어깨 결림의 원인이 된다. 체온이 내려가면 추위에 대항하기 위해 자연스럽게 어깨에 힘이 들어간다. 어깨에 힘이 들어가는 시간이 길어지면 당연히 어깨가 결릴 수밖에 없다. 따라서 어깨 결림을 예방하려면 어깨를 따뜻하게 해주는 옷을 입어야 한다. 옷을 여러 겹 겹쳐 입으면 어깨가 결릴 정도로 몸이 차가워지지 않을 것이다.

물론 이러한 어깨 결림은 겨울철에 국한된 문제가 아니다. 최근에는 여름철 에어컨에 의해 어깨가 차가워지는 경우도 있다. 겉옷을 입거나 숄을 걸쳐 에어컨의 냉기로부터 어깨를 지키려는 노력을 게을리하지 않는다면 여름철 어깨 결림을 예방할 수 있다.

간단한 어깨 결림 해소법

과격한 운동으로 근육이 뭉친 것도 아닌데 이상하게 몸이 뻐근하게 느껴질 때가 있다. 가령 업무 도중 장시간 책상 위에 손을 올려놓는 상태가 계속되면 팔 전체를 지탱해 주는 어깨에 상당히 부담이 간다. 또한 책이나 서류, 노트북 등을 넣은 가방을 들고 다닐 때에도 그 부담은 고스란히 어깨에 전해진다.

어깨 결림을 해소할 수 있는 가장 간단한 방법은 팔 들어올리기 체조다. 우선 양손을 높이 들고 팔을 쭉 뻗는다. 그 자세로 1에서 5까지 센 다음, 팔의 무게를 이용하여 아래로 툭 떨어뜨린다. 이 동작을 5~6회 반복해 보자. 이때 앉아서 하는 것보다 서서 하는 것이 훨씬 효과적이다.

어깨 상하운동이 의외로 효과적

같은 자세로 있는 시간이 길어질수록 어깨에 대한 부담은 커지게 되는데, 혈액순환이 원활하지 못하여 어깨 결림으로 이어지는 경우도 있다. 이런 때에는 일단 뭉친 근육을 풀어 주고 혈류를 촉진시켜 주는 간단한 스트레칭을 해보자.

우선 어깨 힘을 빼고 호흡을 가다듬은 다음 한쪽 어깨를 천천히 들어올린다. 그 다음 들어올린 어깨 쪽으로 목과 머리를 천천히 기울이고 몇 초 동안 자세를 유지한다. 마지막으로 어깨는 그 상태를 유지하면서 먼저 목과 머리를 원 위치시킨 다음 천천히 어깨를 내린다. 반대쪽 어깨도 같은 동작을 여러 번 반복해 보자. 이때 천천히 움직이는 것이 중요하다. 어깨에서 등뼈, 골반까지 의식하면서 움직인다면 효과는 더욱 극대화될 것이다.

목이 뻣뻣할 때는 냉·온 찜질

아침에 일어나면 목이 뻣뻣할 때가 있다. 잠을 잘못 잤을 때 흔히 나타나는 현상으로 전문 용어로는 '항강증'이라 하는데, 흉쇄유돌근이 염증을 일으킨 경우가 많다. 염증의 원인은 피로가 누적된 경우가 대부분인데, 피로로 인해 몸의 저항력이 약해져 있기 때문에 아주 사소한 동작으로도 문제를 일으키기 쉽다. 목을 움직이지 못하면 옷을 갈아입기도 어렵고 출근하는 것도 힘들다. 이러한 염증 치료에는 냉찜질이 효과적인데, 타월에 얼음을 넣고 통증이 있는 부위에 갖다댄다. 통증이 어느 정도 가시면 그 다음은 스팀타월로 온찜질을 해준다. 이를 수차례 반복하다 보면 조금씩 움직일 수 있게 될 것이다.

심한 어깨 결림에는 냉찜질

어깨 결림은 대부분 근육이 뭉치거나 혈액순환이 원활하지 못한 경우 생기는 증상이다. 따라서 입욕이나 몸을 따뜻하게 하여 치료하는 것이 일반적이다. 그러나 근육을 풀어 줄 여유도 없을 정도로 바빠 업무에 시달리다 보면 자가 치유의 한계를 넘어서 전문가의 치료를 받아야 하는 지경에 이를 수도 있다.

이때 치료를 받으러 갈 여유조차 없을 때에는 우선 응급처치로 냉찜질을 해주는 것이 효과적이다. 어깨를 이리저리 눌렀을 때 가장 아프지만 기분 좋은 자극을 느끼는 곳에 아이스 팩을 대고 2~3분 정도 찜질한다. 팩을 떼어내면 혈관이 확장되어 혈액순환이 좋아지고 어깨가 한결 가벼워져 있을 것이다.

드라이어 자극

어깨가 결리기 쉬운 사람은 목 뒤의 지압점을 수시로 자극해 주는 것이 좋다. 뒷목덜미 머리카락이 자라는 패인 지점(풍지혈)과 등뼈 가장 위에 튀어나온 지점(대추혈)이 바로 어깨 결림을 완화시켜 주는 지압점이다. 어깨가 결릴 때 보통 이곳을 마사지하거나 뜸을 뜨는 경우가 많은데, 드라이어를 이용하여 간단하게 풀어 주는 방법도 있다.

입욕 후 머리를 말리면서 목 뒤쪽까지 꼼꼼히 온풍을 쐬어 준다. 이때 한 부분만 집중적으로 열을 쐬면 화상을 입을 수도 있으니 주의하자. 약간 뜨거운 정도의 온도를 유지하고 드라이어를 조금씩 흔들면서 약 15분간 계속하자. 입욕으로 따뜻해진 근육이 한층 풀어져 혈액 순환이 좋아지고 어깨 결림도 해소될 것이다.

어깨 결림에는 타월 요법

약국에 가면 어깨 결림에 온습포제를 권하는 경우가 많은데, 만성적인 어깨 결림에는 환부를 따뜻하게 해주는 것이 효과적이기 때문이다. 환부가 따뜻해지면 혈관이 팽창되어 혈액순환이 원활해지므로 어깨 결림이 개선된다. 그러나 굳이 온습포제를 사러 가지 않아도 뜨거운 타월을 사용하는 것으로 충분한 효과를 얻을 수 있다.

① 우선 물에 적신 타월을 잘 짜서 비닐봉지에 넣는다.

② 전자레인지에 1분 정도 돌린다.

타월이 식으면 계속 따뜻하게 데워 가면서 어깨뼈 속까지 따뜻하게 해주는 것이 중요하다. 매일 꾸준히 계속하면 점차적으로 효과가 나타난다.

어깨 결림을 위한 타월 체조

일하다가 또는 공부 도중에 뻐근한 어깨를 풀기 위해 팔을 위로 쭉 뻗는 사람이 있다. 그러나 어깨 결림이 만성화되면 팔을 위로 뻗거나 돌리는 것조차 하기 어렵다. 이를 방지하기 위해서는 운동을 꾸준히 하는 것이 가장 좋은 방법인데, 운동할 시간이 없는 사람이 부담 없이 할 수 있는 방법이 바로 타월 체조다.

우선 타월의 양끝을 손으로 잡고 팽팽하게 당긴다. 팔을 벌린 채 허리 높이에서 어깨 높이, 머리 위로 올린다. 그리고 팔을 돌려 타월을 등 쪽으로 이동시키고 허리 높이에서 내린다. 다음은 역방향으로 다시 허리 앞으로 가져온다. 최소한 이 정도의 운동을 하루 5분 이상 매일 계속하면 어깨 결림이 해소되고 예방된다.

샴푸 마사지

어깨가 결리거나 눈이 피로하면 머리가 무거울 때가 있다. 또한 몸이 차면 안색이 안 좋고 눈 밑에 다크서클이 생기기 쉽다. 이런 경우는 모두 두피의 혈액순환이 나빠져 문제를 일으키고 있을 가능성이 높다. 두피는 평소에 그다지 움직임이 많지 않아 혈액순환이 나빠지기 쉽다. 따라서 틈틈이 두피를 위한 마사지를 하는 것이 좋다. 두피 마사지는 샴푸로 머리를 감을 때 하는 것이 손이 잘 미끄러지고 마사지하기도 쉽다. 샴푸 시 손가락을 이용해 두피 전체를 골고루 자극하면 두피의 혈액순환이 개선되어 두통 및 어깨 결림이 완화된다.

만세 포즈

인간은 길을 걸을 때나 식사를 할 때나 늘 고개를 숙인 자세가 되기 쉽다. 책상 앞에 앉아 업무를 할 때도 예외는 아니다. 고개를 숙인 채 장시간 작업을 하게 되면 가슴과 등에 긴장감을 주어 피로가 쌓이게 된다. 이때 목 주위의 피로를 간단하게 해소시킬 수 있는 스트레칭이 있는데, 바로 만세 포즈를 취하는 것이다. 만세를 할 때처럼 양손을 크게 위로 뻗고 고개를 들어 시선은 위를 응시한다. 긴장했던 가슴과 목 근육이 풀어져 혈액순환도 원활해질 것이다.

볼펜을 이용한 마사지

장시간 고개를 한쪽으로 숙이고 작업을 하다 보면 목에 부담이 가고 차츰 통증으로 바뀌게 된다. 심한 경우에는 마비 증상처럼 목을 자유롭게 움직일 수 없게 되므로 가끔 마사지를 해주는 것이 좋다. 이때 마사지를 해야 하는 부분은 목이 아닌 발바닥이다. 발바닥에는 몸 전체의 지압점이 있는데, 목에 관한 지압점은 엄지발가락 아랫부분에 있다. 우선 한 손으로 발을 단단히 고정시킨 다음, 엄지발가락 아랫부분을 볼펜 등을 이용하여 풀어 준다. 이때 딱딱한 부위나 통증이 심한 부위는 더욱 세게 눌러 주는 것이 좋다.

목의 피로 해소법

모처럼만의 즐거운 여행길. 그러나 비행기나 열차 안에 장시간 앉아 있게 되면 목이 뻐근해지게 마련이다. 이런 때에는 목을 잡아당기는 스트레칭을 해보자. 우선 정면을 향해 앉아 왼손으로 오른쪽 머리를 잡고 왼쪽으로 당긴다. 같은 방법으로 오른손으로 왼쪽 머리를 당기면 목의 측면 운동이 된다. 비스듬히 45도 위를 보면서 잡아당기면 목의 전면 운동, 비스듬히 45도 아래를 보면서 당기면 목의 후면 스트레칭이 된다. 또한 고개가 완전히 옆을 향한 상태에서 당기면 목에서 등까지의 근육 스트레칭이 된다. 양손을 이용하여 각 부위를 당기는 스트레칭을 하면 피로감이 줄고 산뜻한 기분이 될 것이다.

어깨가 가벼워지는 목운동

업무, 독서, 작업 등을 오래 하다 보면 어깨가 결리는데 이때 유용한 스트레칭이 있다.

① 우선 양손을 머리 위로 올려 깍지를 끼고, 천천히 호흡을 내쉬며 양손으로 머리를 누르며 고개를 숙인다.

② 다음은 양손을 뒤로 돌려 깍지를 끼고, 천천히 호흡을 들이마시며 가슴을 젖히고 턱을 최대한 위로 향한다. 이 동작을 4~5회 정도 반복한다.

모두 목과 어깨 근육을 풀어 주는 동작이므로 가벼운 어깨 결림이라면 이것만으로도 해소될 수 있다.

360도 목운동

근육이 뭉쳤을 때 근육을 충분히 당겨 주면 한결 나아진다. 마찬가지로 목이 뻣뻣할 때에도 목 근육을 당겨 주는 스트레칭을 하면 피로감이 한층 완화될 것이다.

① 후두부를 손으로 밀어 목뒤 근육을 늘려 준다.

② 턱을 밀어 머리를 뒤로 젖히고 목 앞의 근육을 늘려 준다.

③ 한 손을 머리에 얹고 좌우 교대로 당겨서 목 옆 근육을 늘려 준다.

④ 좌우 각각의 손으로 교대로 볼을 밀어 뒤를 돌아보는 자세를 취한다. ③과
   마찬가지로 목 옆 근육이 늘어난다.

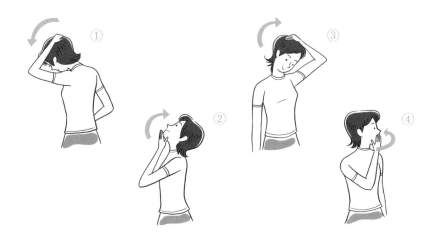

이 스트레칭을 2~3회 실시한다. 단, 근육을 늘려 줄 때 너무 힘을
주는 것은 금물이다. 기분 좋을 정도의 힘으로 심호흡을 하면서 하는
것이 포인트다.

목 비틀림 방지

하루 종일 같은 자세로 앉아서 일을 하거나 몸의 좌우 운동량이 불균형하면 목이 비뚤어지기 쉽다. 목이 비뚤어지면 어깨 결림이나 두통, 이명 등의 증상이 나타난다. 이러한 증상을 개선하는 방법은, 평평하고 딱딱한 바닥 위에 목에서 허리까지 일직선이 되도록 몸을 똑바로 펴고 누워, 편안한 자세로 5분 정도 있는 것이다. 매일 꾸준히 하다 보면 목 비틀림이 개선되고, 목으로 인해 발생하는 두통 및 어깨 결림이 해소된다.

어깨 결림은 질병의 신호

오른쪽 어깨 결림은 일반적으로 일이나 공부에 의한 피로로 인해 생기는 것으로 생각되기 쉽다. 그러나 심한 어깨 결림은 중대한 질병의 위험 신호일 수도 있다.

가령 항상 오른쪽 어깨만 결리는 사람은 담석을 앓고 있는 경우가 있다. 특히 여성에게 쉽게 걸리는 병이므로 주의가 필요하다. 또한 두통이나 현기증을 동반하는 어깨 결림은 뇌혈관장애의 신호인 경우가 있다. 뇌의 혈관이 막혀 있거나 상처가 있으면 어깨가 심하게 결리게 된다. 뇌혈관장애는 늦게 발견하면 생명에 지장을 줄 정도로 위험한 병이다.

참고로 한의학에서는 위의 상부, 췌장, 왼쪽 폐, 왼쪽 기관지가 약해졌을 때 왼쪽 어깨가 결리기 쉽고, 십이지장, 간장, 오른쪽 폐, 오른쪽 기관지가 약해졌을 때에는 오른쪽 어깨가 결리기 쉽다고 한다.

피로로 인한 이명

어깨 결림에서 두통으로 피로가 축적되는 단계에서 나타나는 증상이 이명耳鳴, 즉 귀울음이라는 것인데, 이것은 피로뿐 아니라 다른 병이 원인이 되어 발생하는 경우도 있으므로 주의한다. 일단 피로로 인한 이명이라면 금방 고칠 수 있다. 이명에는 목을 풀어 주는 체조가 효과적인데, 우선 손가락을 깍지 껴서 후두부에 대고 그대로 고개를 뒤로 젖힌다. 다음은 반대로 턱을 당겨 고개를 앞으로 숙인다. 이런 단순한 동작만으로도 불쾌한 이명에서 벗어날 수 있다.

어깨에 힘을 빼는 습관 들이기

아무리 어깨 결림에 효과가 있는 스트레칭을 해도, 혹은 온천 등을 찾아다니며 어깨 결림을 풀려고 해도 좀처럼 낫지 않는 경우가 있다. 그런 사람은 평상시 자세에 그 원인이 있는 경우가 많다.

많은 사람들은 평상시 자신의 자세를 그다지 의식하지 못한다. 컴퓨터 앞에 앉아 있을 때, 집중한 나머지 어깨에 힘이 들어가 있을 수도 있다. 작업 도중 무의식적으로 어깨에 힘이 들어가 어깨가 위로 솟는 사람은 어깨의 힘을 빼자. 세심하게 주의를 기울이면 심한 어깨 결림을 예방할 수 있다.

태극권에서는 '침견沈絹'이라 하며 항상 어깨의 힘을 빼고 늘어트릴 것을 주문한다. 힘이 들어가면 근육이 굳어지고 혈액 소통에 방해되며 기운의 흐름이 끊어지기 때문이다. 우리 조금만 힘빼고 삽시다!

쇼핑 도중 스트레치

백화점 등에서 쇼핑을 하다 보면 많은 짐을 들고 걸어다니게 된다. 시간이 흐름에 따라 점점 양손에 짐은 늘어나게 되고 자연스럽게 양 어깨에 부담이 간다. 최근 백화점에는 휴게실 등의 휴식 공간이 많이 확보되어 있으므로 일단 짐을 내려놓고 휴식을 취하며 간단한 스트레칭을 해보자.

우선 팔을 휘휘 휘둘러 본다. 그 다음 힘껏 양 어깨를 위로 올린 다음 아래로 떨어뜨린다. 양가태극권 제일 첫번째 동작이 바로 태극기세太極起勢라 하여 어깨의 근육을 풀어 주며 기의 흐름을 좋게 해주는 동작이다. 이렇게 틈틈이 스트레칭을 해주면 쇼핑이 더욱 즐거워질 것이다.

제6장

사지四肢의 피로

운동 부족이었던 사람이 갑자기 스트레칭을 하면 아킬레스건이 손상될 수
도 있으니 주의하자. 기본적으로 스트레칭은 입욕 후, 발이 따뜻하고 발의
근육이 부드러울 때 하는 것이 가장 좋다.

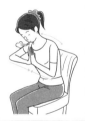

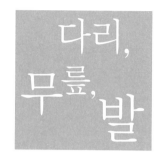

다리,
무릎,
발

다리의 경련을 풀어 주는 스트레칭

서 있는 시간이 길어지게 되면 다리 뒤쪽 종아리뿐만 아니라 정강이 쪽도 피로해진다. 그러는 동안 다리에 경련이 일어나게 되는데, 이런 때에는 앉은 자세에서 다리를 쭉 뻗는다. 바닥에 앉아 다리를 쭉뻗고 발끝을 손으로 당긴다. 이로써 근육의 긴장이 풀려 천천히 경련이 해소되는 것이다. 발을 당길 때에는 아킬레스건을 펴준다는 느낌으로 몸 쪽을 향해 발가락을 잡아당기는 것이 요령이다.

발목의 피로를 해소하는 간단한 체조

장시간 의자에 앉아 있게 되면 발목에 상당한 피로를 느낀다. 의자 높이가 맞지 않는 경우에도 쉽게 피로를 느낄 수 있으므로, 우선 이를

확인하고 조정한 후에 피로를 풀어 주는 체조를 실시하자. 체조라고
는 해도 의자에 앉아 발목을 위아래로 움직이거나 돌려 주기만 하면
된다. 키보드를 치면서 혹은 전화를 받으면서도 할 수 있는 간단한 방
법이다.

무릎 통증을 완화하는 스트레칭

걸음을 내딛을 때나 계단을 내려갈 때 무릎의 통증을 호소하는 사
람이 의외로 많다. 병원에 가도 관절이나 인대에 이상이 없다는 진단
결과만 나와 난감하다. 이런 경우는 둔부의 근육이 경직되어 허벅지
에 있는 장경인대에 유착이 발생하였고, 그 결과 무릎이 압박된 것으
로 볼 수 있다.

그러나 무릎을 보호하기 위해 움직이지 않게 되면, 운동 부족으로
둔부의 근육이 더욱 경직되고 갈수록 무릎의 통증은 심해진다. 따라
서 간단한 스트레칭으로 무릎 통증을 해소하는 것이 좋다.

우선 한쪽 무릎을 세우고 다른 한쪽 무릎은 쭉 편다. 펴 있는 다리
쪽으로 상체를 숙이면 둔부와 무릎 안쪽 근육이 당겨지는데, 이때 뭉
쳐 있던 근육이 풀리면서 무릎 통증이 완화된다.

무릎 통증에는 캔커피 온열법

한가하게 스트레칭이나 지압을 할 시간조차 없다는 바쁜 사람들에

게는 언제 어디에서나 간편하게 할 수 있는 캔커피 마사지를 권한다. 추운 겨울철에 딱딱한 구두를 신고 실외에서 일하다 보면 갑자기 무릎에 통증이 발생하는 경우가 있다.

걸을 때마다 무릎이 시리고 아플 때에는 따뜻한 캔커피를 하나 구입하자. 공원이나 역 벤치에 앉아 캔커피로 무릎 주위를 골고루 따뜻하게 데우면 어느 정도 통증이 완화된다. 이것만으로도 효과는 충분하지만 무릎 주위가 따뜻해지면 벤치 위에 종아리를 올려놓고 약 1분 동안 주물러 근육을 풀어 주면 더욱 효과적이다.

테이블 다리를 이용한 피로회복

일이나 쇼핑 등으로 장시간 외출을 하고 나면 발이 아프거나 부어 있다. 꽉 끼는 신발일수록 발의 피로도가 심해진다. 운동화보다는 구두, 굽이 낮은 신발보다는 하이힐, 앞이 둥근 신발보다는 뾰족한 신발을 신고 다닐 때 더 많은 피로를 느낀다. 이런 때에는 간단한 스트레칭으로 발의 피로를 풀도록 하자.

테이블 앞에 의자를 놓고 앉아, 테이블 다리를 엄지발가락과 검지발가락 사이에 끼우고 발가락 사이를 벌리기만 하면 된다. 이 스트레칭으로 신발 안에서 부자연스럽게 조여 있던 발가락의 긴장이 풀리고, 혈액순환도 좋아지며 발의 피로도 풀어진다.

발의 피로회복

새로 산 구두나 평소에 잘 신지 않는 신발을 신고 돌아다니면 발이 답답하고 피로를 느끼기 쉽다. 이런 때에는 마사지로 발의 혈액순환이 좋게 하자. 샤워 시 발가락으로 목욕 타월을 밟은 상태에서 타월 양끝을 좌우 교대로 잡아당기면 5개 발가락 모두 마사지 된다. 그런 다음 발가락을 하나씩 문질러 준다. 발등과 복사뼈까지 마사지 해주면 발 전체의 피로가 풀릴 것이다.

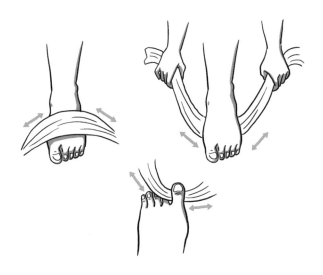

장시간 서 있는 경우

전철 안에서 계속 서 있거나 하루 종일 걸어다닌 날에는 다리가 천근만근 무거워진다. 빠른 시간 내에 피로를 풀려면 바닥에 엎드려 발뒤꿈치로 엉덩이를 두드리는 운동이 효과적이다. 혈액순환이 좋아져 피로가 빨리 풀린다. 이 스트레칭은 배 주위 근육이 당겨져서 허리 라인을 살려 주는 효과도 있다.

발뒤꿈치 통증에 효과적인 지압

딱딱한 구두를 신고 오래 걷게 되면 발뒤꿈치가 뻐근하고 아픈데 이런 때에는 발뒤꿈치 마사지가 효과적이다. 발뒤꿈치는 두꺼운 근막으로 둘러싸여 있어 외부로부터의 충격을 흡수해 주는데, 이 근막이 얇아지거나 탄력을 잃으면 충격을 흡수하지 못하여 통증을 느끼게 된다. 발뒤꿈치의 통증을 개선하기 위해서는 안쪽 복사뼈 바로 아래, 즉 발뒤꿈치 뼈가 끝나는 곳의 움푹한 부분을 찾는다. 그 지압점이 바로 '대종大鐘' 이라 부르는 곳이다.

대종에 엄지손가락을 대고 발뒤꿈치를 손으로 단단히 잡은 다음 지압해 준다. 입욕 후 체온이 올라간 상태에서 발뒤꿈치 뼈를 잡는다는 느낌으로 하는 것이 좋다. 이곳을 자극하면 발뒤꿈치의 혈액순환이 좋아져 근육의 긴장이 풀리고 통증이 개선된다. 또한 발뒤꿈치 근육 세포를 활성화하여 탄력 저하를 방지하는 효과도 있어 발뒤꿈치 통증을 미리 예방할 수도 있다.

발목 통증을 완화하는 스트레칭

발목이 아플 때에는 외측 인대를 스트레칭하여 굳어진 근육을 풀어주자. 우선 바닥에 앉아 한쪽 다리를 옆으로 벌린다. 나머지 한쪽 다리는 접어서 발등을 바닥에 힘껏 내리누른다. 이 상태에서 접은 발끝은 손으로 잡고 발등을 끌어올리면 된다. 이때 발목에 통증이 느껴지면 각도를 바꿔 준다.

단, 운동 부족이었던 사람이 갑자기 스트레칭을 하면 아킬레스건이 손상될 수도 있으니 주의하자. 기본적으로 스트레칭은 입욕 후, 발이 따뜻하고 발의 근육이 부드러울 때 하는 것이 가장 좋다.

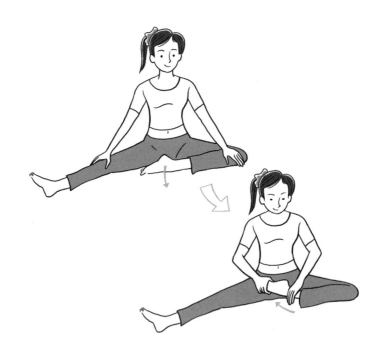

다리에 쥐가 났을 때

수영을 하거나 밤에 잠을 자는 도중 다리에 쥐가 나서 통증을 호소해 본 경험은 누구에게나 있을 것이다. 쥐가 난다는 것은 장딴지에 발생하는 근육 경련을 말한다. 근육 경련은 통증을 수반하는 경우가 대부분인데, 수면 중에도 잠이 깰 정도로 심각하다.

이런 급작스러운 통증을 완화하는 방법은, 엄지발가락을 손으로 잡아당기며 최대한 젖혀 주는 것이다. 그 다음 엄지발가락을 주물러서 풀어 주고, 넷째 발가락도 잘 문질러 주면 효과적이다.

다리 근육을 푸는 방법

장시간 걷거나 계속해서 서 있다 보면 다리 전체가 피로하고 무거워지는데, 이때 허벅지 뒤쪽을 마사지 해주면 한결 가벼워진다. 다리를 장시간 사용하면 햄스트링이라 불리는 허벅지 안쪽 근육이 딱딱해진다. 이 근육을 풀어 주면 다리뿐 아니라 몸 전체가 이상하리만치 가벼워진다. 그러나 허벅지 안쪽을 스스로 마사지하는 것은 조금 어려울 수도 있다.

허벅지 마사지에 효과적인 방법은 허벅지 안쪽을 밟는 것이다. 바닥에 엎드려 가족의 도움으로 엉덩이와 허벅지 경계 부분부터 차근차근 밟아 가는 것이다. 이때 체중이 너무 많이 실리면 부상의 위험이 있으므로, 밟는 사람은 의자 등에 몸을 의지하여 한쪽 발을 올리고 천천히 체중을 싣도록 한다. 특히 무릎 뒤쪽은 한꺼번에 체중을 실으면 다칠 위험이 높으므로 주의한다. 허벅지 안쪽 근육을 풀어 준 후에 걸으면 자신의 몸이 저절로 앞으로 나아가는 듯한 느낌을 맛볼 수 있을 것이다.

허벅지 윗부분 지압

그날의 피로는 그날 풀어 주는 것이 가장 이상적이지만, 그것이 말처럼 그리 쉬운 일은 아니다. 오래 걸어서 허벅지 윗부분까지 통증이 있을 때에는 다리에 관한 치료뿐 아니라 등뼈 지압을 병행하여 치료한다. 이에 관한 지압점을 위수胃兪라고 한다. 등뼈의 상부를 흉추胸椎, 하부를 요추腰椎라고 하는데, 위수는 그 경계선에 위치한다.

명치 양 옆 늑골을 옆구리에서 등 쪽을 향해 따라가다 보면 손끝에 등뼈가 부딪히게 된다. 그러면 다시 3cm 정도 되돌아온다. 그 부분을 이리저리 누르다 보면 위수를 발견할 수 있다. 위수를 손으로 누르거나 주무르면 다리의 통증이 완화되므로 정확하게 위치를 파악하기만 한다면 이미 고친 거나 다름없다고 할 수 있다. 위수는 또한 위장 기능을 도와 체기를 풀어 주기도 한다.

발가락 스트레칭

바쁜 일과로 앉아서 쉴 틈도 없을 때에는 신발 안에 갇혀 있는 발의 피로는 절정에 달한다. 이동 중 전철 안에서만이라도 앉아서 쉬고 싶지만 그런 때일수록 자리가 쉽게 나지 않는 법이다. 이런 경우에는 선 채로 할 수 있는 피로회복 스트레칭을 해보자.

두 다리로 서서 엄지발가락에만 힘을 주고 위로 올린 다음 10초 동안 정지한다. 이때 발가락 끝까지 의식하면서 한다. 한 발씩 해도 괜찮고, 두 발을 동시에 하는 것도 좋다. 이 동작을 3회 반복한다. 발가락 스트레칭으로 피로가 완화될 뿐 아니라, 다리에 의식을 집중시킴으로써 머리에 몰려 있던 혈액도 원활하게 순환된다.

하반신 피로에는 엉덩이 자극

허리 · 허벅지 · 종아리 · 발바닥 등, 오래 걸어서 생기는 피로가 대부분 하반신에 집중되는 것은 어쩔 수 없는 현상이다. 조금이라도 피로가 덜 쌓였을 때 스트레칭이나 운동으로 풀어 주자. 이미 피로가 누적된 후에 스트레칭으로 풀려면 그만큼 고되고 어렵다. 가벼운 피로는 가벼운 운동으로 해소할 수 있다. 피로라는 것이 당시에는 그다지 느끼지 못하다가 나중에서야 증상이 나타나게 되므로 그 자리에서 바로 풀어 주도록 주의하자.

우선 의자에 깊숙이 앉아 한쪽 무릎을 양손으로 잡고 가슴 쪽으로 끌어안듯 당긴다. 그러면 엉덩이에 있는 근육이 늘어나게 되는데, 다리가 피로하다는 것은 이를 지탱하는 엉덩이도 피로하다는 뜻이기도 하다. 따라서 근육이 늘어날 때 통증을 느낀다면 엉덩이 근육도 피로를 느끼고 있다는 신호다. 이 스트레칭으로 하반신 전체에 피로가 쌓이기 전에 풀 수 있다.

냉온 족욕으로 하루의 피로를 풀어 보자

하루 종일 서 있거나 돌아다닌 날, 그날 내로 다리의 피로를 풀어 준다면 다음날 그리 큰 지장을 주지는 않을 것이다. 다리를 혹사하여 생기는 피로에는 냉온 족욕이 효과적이다.

우선 세면대나 대야 등 발을 푹 담글 수 있는 용기를 두 개 준비하여 하나는 40℃ 전후의 따뜻한 물을, 다른 하나에는 상온의 물을 채운다. 물의 양은 발목까지 잠기는 정도면 된다. 처음에는 찬물에 두 발을 담그고, 1분 정도 경과한 후 따뜻한 물에 20분 정도 담근다. 그리고 다시 찬물에 1분 정도 발을 담근 다음 타월로 물기를 제거하기만 하면 된다. 발을 담그는 동안 의자에 앉아 있어도 된다. 이 방법은 혈액순환이 원활해져서 피로회복에 매우 효과적이다.

발가락 가위바위보

귀가 후 발의 피로를 빨리 풀고 싶다면 집에 들어서자마자 우선 양말을 벗어 발가락을 해방시키자. 발가락을 상하좌우로 움직여 워밍업을 마친 다음 발가락 가위바위보로 발의 피로를 풀자. 즉 발가락을 여러 모양으로 펼치거나 구부리는 운동을 하는 것이다. 근육을 풀어 주는 이 발가락 체조는 잠자기 전에 간단히 할 수 있다.

팔
손목
손

손목 관절 통증

컴퓨터 키보드를 장시간 두드리게 되면 손가락뿐 아니라 손목이 저리고 관절에 통증이 온다. 손목 저림이 해소되지 않으면 손끝이 금방 차가워진다. 이 경우 통증의 원인이 손이 차갑기 때문이라고 오인하기 쉬운데 실상은 그렇지 않다. 손목에 생기는 관절염은, 무리한 부담으로 인해 손목이 노화되거나 마모되어 발생하는 경우가 많다.

이런 때에는 손목 중앙에 있는 양지 陽池라는 지압점을 자극하여 손목의 피로를 풀자. 만약 왼손에 통증이 있을 경우에는 오른손 엄지손가락을 이용하여 꼼꼼히 눌러 준다. 손톱을 세

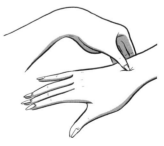

위 관절 속까지 들어갈 정도로 세게 누를수록 효과가 커진다.

손목의 통증

손을 무리하게 사용하여 손목에 통증을 느낄 때에는 관절 스트레치를 해보자. 손등을 만져 보면 손목에서 손가락까지 뼈로 연결되어 있는데, 통증이 있는 손등의 뼈와 뼈 사이 움푹한 부분을 반대쪽 손가락으로 눌러 준다. 손가락을 상하로 움직이며 골고루 자극한다. 좌우 교대로 해주는 것도 좋다.

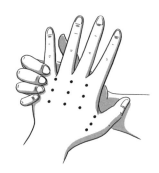

이 스트레칭을 하면 손목 앞쪽의 혈액순환이 좋아져 손목 통증이 금세 가신다. 또한 손목의 통증뿐 아니라 손의 혈액순환을 원활히 하고자 할 때에도 효과적이다. 태극권에서 손목은 제2의 단전이라 하여 중요시 한다. 한의학에서도 손목·발목은 오장육부로 바로 기운이 통하는 원혈原穴이 있는 곳이라 하여 중요하게 다루는 부분이다.

손목 및 손가락 통증 해소법

장시간 컴퓨터 사용으로 인해 손목과 손가락에 통증이 느껴지면 건초염(힘줄을 싸고 있는 막에 생기는 염증)에 걸리기 전에 팔을 툭툭 두드려 심각한 상태를 막도록 하자. 건초염이라고 하면 흔히 손목에 발생하는 염증으로 알고 있는 경우가 많은데, 사실은 손목뿐 아니라 손가락·발가락·어깨 관절 등에도 자주 발생한다.

손목 및 손가락 마시지에 효과가 있는 곳은 팔의 외측인데, 팔꿈치가 접히는 부분의 약간 아래쪽에 있다. 이 부분을 누르면 상당한 통증이 느껴질 것이다. 손목과 손가락 통증은 그 부분을 툭툭 두드려서 풀어 주면 된다.

손가락 결림 해소법

최근에는 컴퓨터 사용이 보편화되면서 손가락 결림도 흔한 증상이 되었다. 손가락이 결릴 때에는 손가락 사용을 중단하고 스트레칭을 하는 것이 좋다.

우선 양손을 가슴 앞으로 가져가 손가락을 벌리고 양손가락의 끝만 마주 댄다. 다음은 호흡을 내쉬며 모든 손가락 사이를 최대한 벌리고 좌우 같은 힘으로 강하게 민다. 몇 번 반복하다 보면 조금씩 손끝이 따뜻해지는 것이 느껴질 것이다. 실제로 손가락이 결리는 원인은 키보드 등을 장시간 두들김으로 인해 혈액순환이 나빠져서 생기는 경우가 많다. 좌우 손가락을 비벼 따뜻하게 하거나 세면대에 뜨거운 물을 채우고 손을 담그는 방법도 효과가 있다.

손 운동으로 팔을 가볍게

장시간 컴퓨터 작업을 하거나 무거운 물건을 들고 다니면 팔이 저릴 때가 있다. 이것은 근육에 필요한 산소가 부족하고 피로물질이 쌓였기 때문이다. 즉 팔의 피로를 풀기 위해서는 팔에 충분한 산소가 가도록 하면 되는데, 손을 꽉 쥐는 운동이 효과적이다. 양팔을 위로 뻗고 2~3분 정도 손을 힘껏 움켜쥐면 된다. 팔을 많이 사용한 날 저녁에 이 스트레칭을 해두면 다음날 팔이 가뿐해질 것이다.

손 꺾기로 팔을 편안하게

책상 앞에 앉아 업무를 하다 보면 팔에 피로를 느낄 때가 많은데 손가락을 이용한 간단한 스트레칭을 해보자. 우선 한쪽 팔을, 손바닥이 바닥을 향하도록 하여 앞으로 내민다. 다른 한쪽 손으로, 먼저 내민 손의 손가락이 위를 향하도록 천천히 손목을 꺾는다. 이 스트레칭은 키보드를 칠 때 사용하는 팔 안쪽 근육을 펴주어 긴장이 완화되도록 돕는다. 업무 중에라도 자주 해주는 것이 좋다.

간단한 손목 비틀기

장시간 손을 사용하는 일을 하다 보면 손목에 무리가 간다. 이런 때에는 언제 어디서나 간단히 할 수 있는 스트레칭으로 피로를 풀자. 우선 양손의 손목을 서로 교차시켜 엄지가 제일 아래로 가도록 깍지 낀

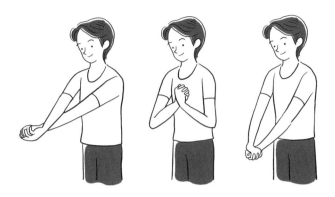

다. 두 손을 가슴 쪽으로 당겨서 이번에는 엄지가 위를 향하도록 손목
을 비튼다. 그 다음 손을 낀 채로 팔을 앞으로 힘껏 내민다. 이 스트
레칭은 손목의 피로는 물론 팔꿈치 및 어깨의 피로를 푸는 데에도 효
과적이다.

손끝이 차가울 때

겨울에는 손끝이 차가워 감각이 무뎌지는
경우가 종종 있다. 하지만 그리 춥지 않고 몸
도 차갑지 않은데 손끝이 늘 찬 사람이 있
다. 손가락 끝은 혈액순환이 원활하지 못하여 차
가워지는 것이다. 손끝만 차가울 때에는 팔 전체
혈액순환을 좋게 해준다. 알통 근육이 어깨쪽으로
닿아 있는 부위에 천천天泉이라는 지압점이 있는

데, 이곳을 자극하면 손끝까지 혈액의 흐름이 좋아져 냉증이 개선된다. 팔을 잡고 엄지손가락으로 5~6초 정도 눌렀다가 잠시 떼고, 다시 눌러 주는 동작을 5회 정도 반복한다. 증상이 심각하여 별 효과가 없다면, 누르는 시간을 연장하고 팔을 좌우로 비틀어 보자.

수족냉증에 효과적인 스트레칭

수족냉증과 생리통으로 고생하는 여성이 많은데, 이러한 증상에 효과적인 체조가 고관절 스트레칭이다.

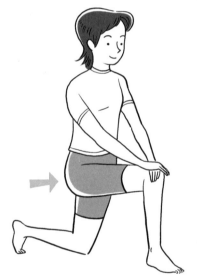

① 우선 한쪽 다리를 앞으로 내민다. 발목과 무릎이 일직선이 되도록 내민 다리를 구부린다.

② 반대쪽 다리는 바닥에 무릎을 꿇고, 허리를 앞으로 내밀며 천천히 중심을 이동한 다음 그대로 20초 정도 버틴다. 이 동작을 좌우 교대로 3~4회 정도 실시한다.

이 스트레칭을 하면 고관절이 벌어져 혈액순환이 원활해지고, 골반 내에 정체되어 있던 혈액이 활발히 움직이게 된다. 냉증이나 생리통을 비롯한 여성 질환에 효과가 있으므로 꾸준히 하도록 하자.

【제7장】

허리 및 등의 통증

무릎을 끌어안으며 웅크리고 앉는다. 무릎 위에 얼굴을 대고 몸을 둥글게 하면 허리의 긴장이 풀리고 관절이 늘어나 편안해진다. 사무실에서 이런 자세가 어렵다면, 의자에 앉은 채 무릎을 끌어안고 웅크려도 된다. 점심시간을 이용하여 이 자세로 몸을 풀어 주면 오후 업무 시간이 편안해진다.

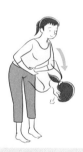

아침 세안 시에는 무릎 굽히기

하루 중에서 가장 요통에 걸리기 쉬운 시간대는 아침이다. 아침에는 몸이 완전히 깨어나지 않았기 때문에, 갑자기 몸을 굽히거나 움직이면 허리에 큰 부담이 간다. 따라서 아침에 일어나자마자 세면대에서 세안을 할 때에는 주의해야 한다. 허리를 굽혀 구부정한 자세로 세안을 하면 허리를 다치게 된다. 가능한 무릎을 살짝 구부린 채, 허리 전체를 둥글게 굽혀 세안을 하자. 또한 고령자나 허리에 부상을 당한 경험이 있는 사람은 세면대 앞에 의자를 놓고 앉아서 세안하는 것이 좋다.

허리를 보호하는 청소 방법

요통을 예방하기 위해서는 일상생활 속에서도 세심한 주의가 필요하다. 가령 진공 청소기를 이용하여 청소를 할 때, 허리를 심하게 구부리고 청소기를 돌리면 허리에 큰 부담을 주게 되므로 삼가는 것이 좋다. 허리를 20도 정도 구부리는 것만으로 바로 서 있을 때보다 1.5배 부담이 간다고 한다. 허리 각도 20도 이내를 유지하면서 청소기를 돌리기 위해서는 다음과 같은 일에 신경을 쓴다.

① 방 안에 어질러진 물건을 정리하여 청소기를 돌리는 도중 계속 허리를 굽히는 일이 없도록 한다.

② 호스 길이를 조절하여 상체를 편 상태를 유지하도록 한다.

이처럼 조금만 신경 쓰면 허리에 대한 부담을 줄일 수 있다.

부엌에서 주의해야 할 자세

청소기를 돌릴 때뿐 아니라 부엌에 서서 일할 때에도 몸을 구부리는 경우가 많다. 특히 음식 만들기에 집중할 때에는 구부정한 자세로 서 있다는 것조차 의식하지 못하는 경우가 많은데, 이러한 자세는 허리에 많은 부담을 준다. 조리 시에도 허리 각도는 역시 20도 이내를 유지하는 것이 좋다. 또한 15~20cm 정도 높이의 낮은 발판을 두고 한쪽 발씩 교대로 올려 두면 허리 라인이 자연스러워져 요통을 예방할 수 있다. 설거지를 할 때도 이 방법으로 발을 교대로 올렸다 내렸다 하면 허리 통증이 예방된다. 마땅한 발판이 없는 경우에는 싱크대 문짝을 하나 열고서 그 안쪽으로 발을 번갈아 올려도 된다.

세탁물을 널면서 하는 스트레칭

스트레칭은 모든 집안일을 하면서도 병행할 수 있다. 물론 통증 부위에 따라 스트레칭 방법이 달라지지만, 늘 피로회복에 신경을 쓰고 이를 개선하기 위한 노력을 게을리 하지 않는다면 자기만의 스트레칭 방법을 고안할 수도 있을 것이다. 세탁물을 건조대에 널면서도 요통 해소를 위한 스트레칭을 할 수 있다. 세탁물을 널 때 꼭 건조대에 정면으로 설 필요가 없다. 건조대에 등을 돌리고 서서 세탁물을 널 때마다 상체를 비틀어 뒤돌아서 걸어 보자. 좌우 교대로 스트레칭을 하다 보면 어느새 허리의 통증이 조금씩 치료될 것이다.

걸레질할 때의 스트레칭

바닥을 걸레질하는 것도 보기보다 상당한 노동력을 필요로 하는 일로 특히 허리에 많은 부담이 간다. 걸레질을 할 때에는 쉬엄쉬엄 천천히 하는 것보다 쉬지 않고 스트레칭을 병행하여 빨리 끝내 버리는 것이 현명한 방법이다. 양손으로 걸레를 누르고 팔을 최대한 앞으로 쭉 뻗는다. 가슴은 바닥에 닿을 정도로 낮추며 어깨와 목은 양팔 사이에 집어넣고 허리만 높이 올려 준다. 이 스트레칭으로 어느 정도 허리 통증을 완화시킬 수 있다.

발과 허리를 따뜻하게 하는 방법

요통에 수족냉증까지 있는 사람은 하반신을 차게 하면 혈액순환이 나빠져 요통을 일으킬 가능성이 있다. 직장인의 경우, 담요를 회사에 두고 덮거나, 보온성이 높은 양말을 신는 것만으로 하반신 냉증에 효과를 볼 수 있다. 여성의 경우는 스커트를 입으면 하반신의 보온 효과가 떨어지므로 주의한다. 미니스커트는 가급적 삼가고 롱스커트나 팬츠를 입어 수족냉증을 예방한다. 옛날 어른들이 버선과 속치마를 발명해낸 것은 이러한 사실을 알았기 때문이다.

허리가 편안해지는 자세

컴퓨터 앞에 장시간 앉아 있다 보면 갑자기 허리에 통증을 느낄 때가 있는데, 이런 때에는 허리가 편안해지는 자세를 취해 보자. 우선 무릎을 끌어안으며 웅크리고 앉는다. 무릎 위에 얼굴을 대고 몸을 둥글게 하면 허리의 긴장이 풀리고 관절이 늘어나 편안해진다. 사무실에서 이런 자세가 어렵다면, 의자에 앉은 채 무릎을 끌어안고 웅크려도 된다. 점심시간을 이용하여 이 자세로 몸을 풀어 주면 오후 업무 시간이 편안해진다.

요통에 효과적인 발목 펴기

하루 종일 책상 앞에 앉아 있으면 허리에 상당한 부담이 가게 된다.

다리를 움직이지 않기 때문에 하반신의 혈액순환이 나빠져 걷지도 않았는데 다리와 허리가 피곤해지는 것이다. 이를 방지하기 위해 의자에 앉은 채 스트레칭을 해보자.

우선 의자에 앉아 한쪽 발끝을 세우고 뒤꿈치를 앞으로 밀어 주는 느낌으로 힘껏 누른다. 다른 발도 마찬가지 방법으로 스트레칭을 하는데, 한쪽 발에 15회 정도가 적당하다. 신발을 신은 상태에서도 가능하지만 벗는 것이 더욱 효과적이다. 신발을 벗는 경우에는 발끝으로 바닥을 밀고 발목과 발등의 근육을 쭉 펴주는 것도 좋다. 다리 근육의 긴장이 풀리면 허리 근육의 긴장도 자연스레 완화된다.

벽을 이용한 아킬레스건 펴기

벽을 이용하면 장시간 걸어다녀서 생긴 요통을 치료할 수 있다. 집 안이든 집 밖이든 상관없다. 아무 벽이나 이용하여 근육의 긴장을 완화시켜 보자. 우선 발끝이 벽에서 15cm 정도 떨어지도록 벽을 마주보고 선다. 양손바닥을 어깨 높이로 들어 벽에 붙이고 발뒤꿈치는 바닥에 붙인 채 한쪽 발만 90cm 정도 뒤로 뺀다. 뒤로 뺀 발목으로부터 벽 쪽으로 체중을 옮긴 다음 벽을 누른 채 5초 동안 자세를 유지한다. 한쪽 발이 끝나면 반대쪽 발도 같은 동작을 실시한다.

이 체조는 하이힐 등의 신발을 신거나 장시간 걸어다니는 사람의 아킬레스건의 긴장을 푸는 데 효과적이다. 실질적으로 오래 걸어서 생기는 요통의 원인은 아킬레스건이 긴장하여 무릎 근육을 당겨 발생

하는 것인데, 이 스트레칭은 아킬레스건을 풀어 주므로 허리가 편안
해진다.

경직된 근육은 비틀어서 풀기

장시간 앉아 있거나 무거운 물건을 들어올리는 작업을 하고 난 뒤
에는 등허리 근육이 뭉쳐져 통증을 느끼게 된다. 이런 때에는 몸을 비
틀어 근육을 풀어 주자.

① 다리는 어깨 넓이로 벌리고 양팔을 벌려 어깨 높이로 들어올린다. 그 다음
에는 왼손과 오른손이 붙도록 상체를 비틀고 그대로 10~20초 간 자세를
유지한다. 반대쪽도 같은 방법으로 실시한다.

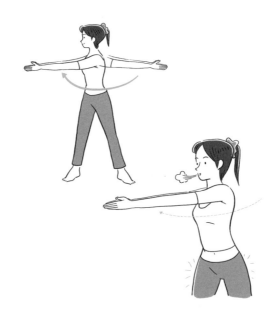

② 몸을 비틀 때에는 허리가 함께 돌아가지 않도록 주의하고, 호흡을 내쉬며 비틀어 주는 것이 효과적이다. 또한 반동을 주지 않고 천천히 움직이는 것이 좋다.

의자에 앉아서 하는 스트레칭

의자에 앉아서 할 수 있는 간단한 체조로, 허리와 엉덩이, 허벅지 근육을 펴주고 혈액순환을 원활히 한다.

① 의자에 깊숙이 앉아 한쪽 무릎을 양손으로 끌어안고 천천히 가슴 쪽으로 갖다댄다. 이때 숨은 천천히 내쉰다.

② 최대한 가슴 가까이 가져가면 3초간 정지한다. 그 다음 천천히 숨을 들이쉬며 다리를 제자리에 내려놓고, 반대쪽 다리도 같은 방법으로 좌우 2회씩 반복한다.

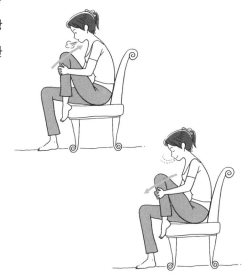

의자 등받이를 이용한 요통 개선

하루 종일 앉아서 일하는 사람에게 요통이 많은 이유는, 서 있는 자세에선 다리 쪽으로 분산되는 상반신의 체중이 앉은 자세에서는 허리쪽으로 집중되기 때문이다. 일단 허리에 부담을 느껴질 때에는 더 심해지기 전에 엄지를 이용한 지압을 하도록 하자.

우선 엄지를 허리 근육이 뭉친 부분에 대고 의자 등받이에 기대듯 자연스럽게 몸을 뒤로 젖혀 지압한다. 이렇게 하면 스스로의 힘으로 지압하는 것보다 힘이 덜 들고 더욱 강한 지압 효과를 얻을 수 있다. 만약 등받이가 낮은 경우에는 손목을 등받이에 걸치고 머리를 뒤로 젖히면 된다. 한 시간에 1회씩 하면 효과를 볼 수 있을 것이다.

입욕 시 스트레칭

입욕 시에는 부력을 이용하여 요통 치료를 위한 스트레치를 해보자. 우선 욕조 안에 바르게 앉아 양손은 욕조 가장자리에 걸치고 체중을 지탱하면서 하반신을 수중에 띄운다. 요컨대 늘 상반신을 지탱하고 있는 허리를 수중에 뜨게 하여 잠시나마 중력으로부터 해방시켜 주는 것이다.

운동 부족의 경우 효과적인 포즈

하루 종일 앉아서 일하거나 운동 부족인 경우 요통이 생기기 쉬운데, 간단한 스트레칭으로 이와 같은 증상을 개선할 수 있다.

① 손으로 바닥을 짚어 네 발로 기는 자세를 한 다음, 한쪽 다리는 앞으로 내밀고 다른 한쪽 다리는 뒤로 뻗는다. 15~30초 정도 자세를 유지하면 뒤로 뻗은 다리의 허벅지 근육이 펴진다.

② 좌우 교대로 반대쪽 다리의 근육도 펴준다.

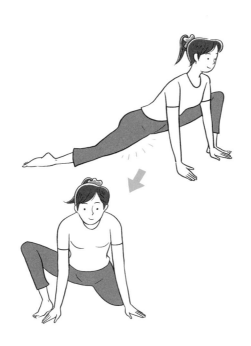

요통에 효과적인 지압

우리 신체 중 허리는 매우 중요한 부분이다. 그러나 직립 보행을 하는 인간은 늘 상체의 무게가 허리에 실리기 때문에 뼈와 근육이 쉽게 피로해진다. 따라서 휴일을 이용해 요통을 완화하는 지압을 습관화하자. 허리에는 많은 지압점이 집중되어 있다.

예를 들어 신수腎兪라는 지압점은 허리 라인 등뼈 중앙에서 손가락두 개 넓이만큼 바깥쪽에 있다. 지실志室은 신수에서 손가락 두 개 넓이만큼 더 바깥쪽에 있으며, 대장수大腸兪는 신수에서 손가락 네 개 넓이만큼 아래쪽에 위치해 있다. 요안腰眼은 양 엉덩이 중앙, 일어서면 움푹해지는 부분에 있다. 위에 열거한 지압점을 자극하면 혈액순환이 원활해지고 허리의 통증과 피로를 완화시켜 준다.

위를 향해 반듯이 누운 다음 맥주병 등을 허리 밑에 깔고 지압점을 자극하는 방법도 있지만, 파트너가 있다면 엎드려서 손으로 지압점을 눌러 주는 것이 더욱 효과적이다.

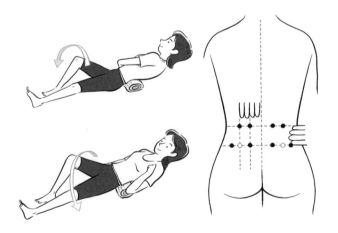

요통의 예방

요통의 예방 및 증상 개선을 위해서는 허리뼈, 즉 요추를 유연하게 해주는 것이 중요하다.

① 우선 바닥에 옆으로 눕는다.

② 위쪽에 있는 팔과 다리를 앞으로 쭉 내민다.

③ 다리는 그대로 둔 채, 위쪽에 있는 팔과 얼굴을 반대 방향으로 돌려 등 쪽 바닥에 붙인다. 허리를 비틀어 하반신은 옆을, 상반신은 위를 향하도록 하고, 얼굴은 하반신과 반대 방향을 보는 자세가 되도록 한다. 이때 호흡을 내쉬면서 약 10초 정도 자세를 유지한다.

④ 좌우 교대로 같은 방법으로 실시한다.

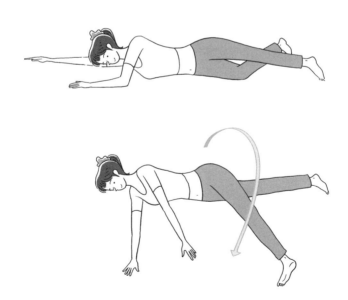

돌발성 요통

무거운 물건을 들어올릴 때, 갑자기 허리에 심한 통증을 느끼며 서 있을 수조차 없는 경우가 있는데, 이는 요추의 관절이 어긋나 주변 근육에 염증이 생긴 것이다. 이러한 증상은 물건을 들어올리거나 허리에 부담을 주었을 때에만 생기는 것이 아니라, 뒤를 돌아보는 등의 아주 사소한 동작으로도 생길 수 있다. 다음 체조로 빠르면 1~2시간 내에 통증을 개선할 수 있다. 단, 통증이 심할 경우에는 무리하지 않도록 한다.

① 천천히 위를 향해 누워 무릎을 약간 세운다.

② 무릎을 구부린 채 하체를 좌우로 쓰러뜨렸을 때 통증이 없는 방향으로 10회 정도 쓰러뜨린다. 한 시간에 2~3회 정도 반복한다.

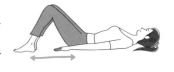

③ 또 한 가지 방법은, 오른쪽 다리의 무릎 안쪽을 양손으로 잡은 다음 무릎을 굽히지 않도록 주의하면서 가슴 쪽으로 끌어당기는 것이다. 이때 조금 통증을 느끼더라도 참도록 한다. 바닥에 있는 왼쪽 다리를 옆으로 벌리면 더욱 좋다.

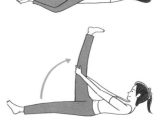

돌발성 요통 방지법

돌발성 요통이 흔히 일어나는 경우는 가사노동 중에서도 진공청소기를 사용할 때다. 진공청소기 사용 시에는 소파를 옮기거나 구석의 먼지를 제거하기 위해 허리를 굽혔다 폈다 하는 동작을 반복하기 때문이다. 허리를 굽혔다 펼 때 자칫 삐끗하면 무의식적으로 뒤로 젖히기 쉬운데, 이는 매우 위험한 행동이다. 허리 주위 근육에 부담을 주어 돌발성 요통의 원인이 되기 때문이다. 이런 때에는 오히려 상반신을 앞으로 구부리는 동작을 2~3회 정도 반복하는 것이 효과적이다. 근육을 그대로 유지시켜 주는 동작을 한 후에 몸을 세우면 통증도 적고 똑바로 설 수 있다.

고관절의 통증

장시간 앉아 있으면 허리가 뻐근하거나 고관절에 통증을 느끼게 되는데, 이는 허리 주변의 근육과 골반의 문제일 수도 있다.

고관절의 통증을 완화하고 근육의 긴장을 풀어 줄 뿐 아니라 골반에도 좋은 스트레칭을 해보자.

① 우선 바닥에 앉아 양 발바닥을 마주 대고 발 앞쪽을 양손으로 잡는다.

② 천천히 상반신을 앞으로 숙인다. 천천히 호흡을 하면서 30초 정도 들여 상반신을 숙이도록 하자. 이때 체중은 발바닥에

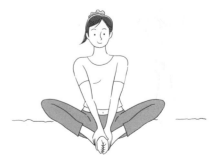

집중시킨다.

③ 익숙해지면 상반신을 앞으로 숙일 때 저절로 무릎이 벌어져 바닥에 닿을 정
도로 고관절이 유연해지고 골반의 밸런스도 좋아진다.

요통 방지를 위한 '엉덩이 걷기' 운동

요통으로 고생하거나 허리 근육이 굳어 버린 요통 후보자들 중엔 골반이 삐뚤어진 사람이 적지 않다. 확인해 보고 싶다면 전신 거울 앞에 서서 좌우 골반의 높이를 비교해 보자. 양 골반의 높이가 다른 사람이 있을 것이다. 골반이 전후로 어긋난 사람도 있다. 외견상으로는 큰 차이가 없어 보이지만 자세히 재보면 조금씩 어긋나 있는 경우가 의외로 많다. 이런 어긋난 골반이 허리 주변 근육을 굳게 하는 원인이 된다. 그러나 골반이 어긋나 있다고 해서 낙담할 필요는 없다. 매일 조금씩의 운동으로 어긋난 골반을 바로잡을 수 있는데, 특히 엉덩이로 걷는 운동이 효과적이다.

우선 다리를 앞으로 뻗고 앉아 등을 곧게 편다. 그리고 양팔을 앞뒤로 흔들며 엉덩이로 걷듯이 앞으로 나간다. 이 운동을 하루 1~3분 정도 매일 반복하면 허리 주위의 근육이 부드러워지고 조금씩 골반이 제자리를 잡게 된다. 동시에 요통도 완화될 것이다. 그러나 처음부터 무리를 하면 오히려 요통을 악화시킬 수도 있으니 매일 꾸준히 하면서 그 시간을 조금씩 늘려 가는 것이 요령이다.

유제품은 요통 예방에 효과적

요통을 예방하기 위해서는 적당한 운동을 게을리하지 않는 것과 자세를 바르게 하는 것이 가장 중요하다. 그 밖에 음식도 요통 예방에 한몫을 하는데, 유제품과 뼈째 먹는 생선 등이 효과적이다. 특히 중년 이상의 여성은 뼈의 밀도 저하로 요통이 생기는 경우가 가장 많다. 따라서 뼈를 강화시키는 칼슘을 충분히 섭취하면 요통을 예방할 수 있는 것이다. 구체적으로 예를 들자면, 우유 · 치즈 · 요구르트 등의 유제품과 멸치 등의 뼈째 먹는 생선을 많이 먹도록 한다. 고령자들도 이러한 식품을 많이 먹으면 뼈가 튼튼해진다. 뼈가 튼튼해지면 허리의 부담도 가벼워져 요통을 예방할 수 있다.

누워서 할 수 있는 요통 예방

요통을 예방하기 위해서는 일주일에 1 · 2회라도 운동을 꾸준히 하는 것이 가장 좋은 방법인데, 요통을 예방한다는 차원이 아니더라도 정기적으로 몸을 움직이는 것은 중요한 일이다. 그러나 일과 공부로 시간이 없거나 가까운 곳에 적당한 운동 시설이 없다는 이유로 꾸준히 운동하기 어렵다는 사람도 있을 것이다. 그런 사람에게는 매일 침대 위에서 할 수 있는 요통 예방 체조를 권한다.

① 우선 위를 향해 반듯이 누운 상태에서 허리를 들어 허리와 배를 쭉 펴준다. 허리를 들 때에는 호흡을 내쉬는 것이 좋다. 무리하지 않는 범위 내에서

5~10회 정도 반복한다.

② 다음은 위를 향해 누워 양팔로 무릎을 감싼다. 그리고 호흡을 내쉬며 팔을 가슴 쪽으로 끌어당겨 허리에서 엉덩이에 걸친 스트레치를 한다. 이를 느린 동작으로 10회 반복한다.

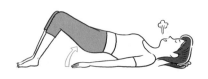

③ 다시 위를 향해 누운 상태에서 상체를 들고 팔꿈치를 댄다. 그런 다음 한쪽 다리를 반대편으로 쓰러뜨리며 상체를 비튼다. 무리 없이 비튼 상태에서 노래 한 곡을 부르며 그대로 자세를 유지한다. 그 다음 반대

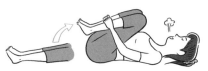

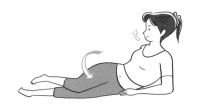

편 다리도 같은 방법으로 쓰러뜨리고 역시 노래 한 곡을 부르며 자세를 유지한다.

이 운동을 매일 반복하면 허리가 유연해지고 요통으로 인한 고통에서 해방될 것이다.

앉은 자세 교정법

바르지 않은 자세로 인해 등이 결리거나 통증이 있는 경우에는 아무리 휴식을 취하거나 스트레칭을 해도 근본적인 문제가 개선되지 않는다. 일단 본인의 앉은 자세가 올바른지 점검해 보자. 체중이 좌우로

골고르게 분산되도록 앉아 있는가? 좌골坐骨을 중심으로 좌우 균등하게 체중을 분배하지 않으면 한쪽 근육에만 피로가 쌓여 등뼈가 어긋나고 심각한 근육통을 유발할 수도 있다.

이 자세의 교정에도 스트레칭이 좋은데, 우선 의자에 앉아 양팔을 똑바로 위로 들어올린다. 전신의 힘을 뺀 상태에서 머리끝이 아래로 빨려 들어가듯 팔과 함께 천천히 앞으로 숙인다. 이때 머리와 목을 다리 사이에 집어넣는다는 생각으로 숙인다. 팔은 손이 거의 바닥에 닿도록 내리고, 그 상태에서 목과 등뼈, 골반을 의식하면서 몸을 일으켜 바르게 앉는다. 피곤할 때 이 스트레칭을 반복하면 의자에 앉아 있는 동안에도 바른 자세를 유지할 수 있어서 좋다.

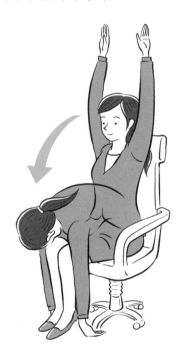

책상을 이용한 스트레칭

앞아 있는 시간이 길어지면 가끔 등을 쭉 펴고 싶을 때가 있다. 그럴 때에는 자리에 앉아 기지개를 켜주는 것도 좋지만 가끔은 책상을 이용한 등 전체 스트레치도 해보자.

① 양손을 어깨 넓이로 벌려 책상 위에 얹는다. 다리도 어깨 넓이로 벌리고 책상에서 약간 떨어져 선다.

② 그대로 무릎과 팔꿈치를 구부리지 말고, 천천히 상체를 아래로 내린다. 목만 내리는 것이 아니라 가슴이 바닥에 닿는다는 느낌으로 한다. 단번에 내리려 하지 말고 천천히 내리는 것이 요령이다.

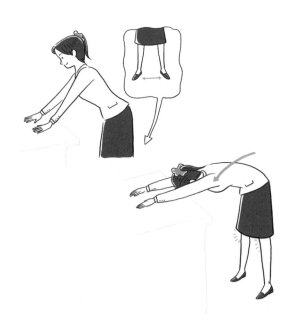

팔꿈치를 이용한 등 늘이기

등이 굳어서 뻐근할 때에는 근육의 긴장을 풀어 주는 스트레치가 효과적이다.

① 우선 오른손을 왼쪽 어깨에 놓는다.

② 왼손으로 오른쪽 팔꿈치를 잡고 그대로 어깨 높이만큼 올려 준다.

③ 잡은 팔꿈치를 왼쪽 어깨 쪽으로 당겨 주면, 오른쪽 어깨 뒤쪽 근육이 늘어 난다.

반대쪽도 같은 동작을 실시한다. 이 스트레칭은 숨을 멈추고 한꺼 번에 급하게 하면 효과가 반감하고 만다. 쓸데없는 곳에는 힘을 주지 말고 숨을 내쉬면서 천천히 하는 것이 중요하다.

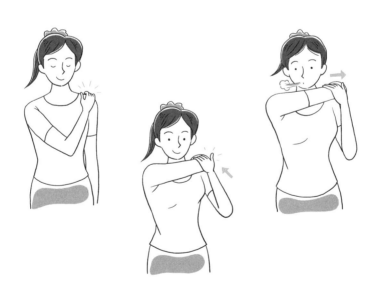

등 스트레칭

업무 중에는 서류를 쓰거나 컴퓨터 키보드 등을 사용하기 때문에 바른 자세를 유지하기 어려울 때가 많다. 퇴근 시간이 다가오면 등과 어깨가 부어 있는 사람도 적지 않을 것이다. 이때 재빨리 근육의 긴장을 풀어 주는 스트레칭으로 심각한 증상을 예방할 수 있다.

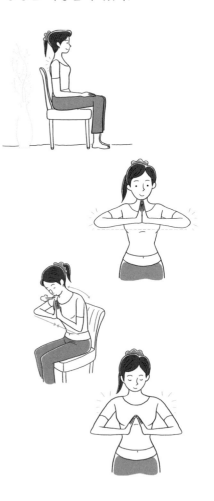

① 등 근육을 펴고 의자에 바르게 앉는다. 이때 발바닥이 지면에 닿지 않을 때에는 발판 등을 놓고 조절한다.

② 가슴 앞에서 양손바닥을 마주 댄다. 이때 팔과 바닥이 평행이 되도록 팔꿈치를 좌우로 힘껏 당겨 준다.

③ 천천히 숨을 내쉬며 손바닥을 서로 밀며 힘을 주고 등을 구부린다. 손을 가슴 쪽에서 앞으로 조금씩 내밀면서 턱을 당기면, 등과 어깨 근육이 스트레치 된다.

④ 손에 힘을 주고 등을 구부린 상태를 5초 간 유지한 다음, 힘을 빼고 3초 간 쉰다. 이 동작을 5회 반복한다.

타월을 이용한 스트레칭

등의 통증을 완화하고 예방하기 위해 등 근육을 펴주는 스트레칭을 해보자.

① 샤워 시 등을 닦는 것과 같은 요령으로, 등 뒤에서 타월 양끝을 비스듬히 잡고, 위로 올렸다 아래로 내리는 동작을 한다.

② 같은 요령으로 이번에는 등 뒤에서 수직으로 타월을 잡고 위로 올렸다 내리는 동작을 한다.

①② 모두 타월을 올렸다 내릴 때마다 약 10초 간 정지하고, 2~3회 왕복한다.

양쪽 교대로 같은 동작을 실시한다. 이 스트레칭은 등뿐만 아니라 어깨와 가슴 근육도 펴주므로 어깨 결림을 예방하는 효과도 있다.

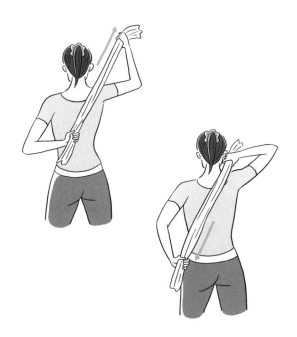

엉덩이 근육을 당겨 주는 스트레칭

젊었을 때 팽팽하던 엉덩이 근육은 나이를 먹거나 운동 부족이 되면 점차 처지게 된다. 이는 단순히 외관상 아름답지 않을 뿐 아니라 체력이 쇠퇴했다는 증거가 되기도 한다. 이때 처진 엉덩이 근육을 펴 주는 스트레칭이 있다.

우선 위를 향해 눕는다. 한쪽 다리를 구부려 양손으로 끌어안듯 가슴 쪽으로 당겨서 10~20초 동안 자세를 유지한다. 엉덩이가 살짝 들릴 정도로 무릎을 가슴 쪽에 대도록 한다. 이때 양쪽 다리를 동시에 해도 상관없다. 이 스트레칭은 미용뿐 아니라 기초대사를 올려 주는 효과도 있다.

내장과 관련된 스트레칭

항균 방취 양말을 애용하고, 아침저녁 비누로 씻으며 스프레이까지 들고 다니는데도 발 냄새가 나는 사람이 있다. 이런 경우에는 내장에 피로가 축적되어 땀으로 분출되고 있을 가능성이 높다. 따라서 아무리 발을 청결히 관리해도 개선될 리가 없다. 내장의 지압점이 집중되어 있는 발바닥을 잡고 주먹을 쥔 다음, 검지의 관절을 이용해 이리저리 눌러서 자극하자. 자극으로 특히 통증이 느껴지는 곳이 있다면 거기와 연결된 내장의 적신호인 것.

발목 돌리기

　피로의 원인은 일일이 열거하기 어려울 정도로 다양한데 특히 근육의 피로와 내장의 피로가 가장 대표적이다. 기본적으로 근육의 피로는 혈액순환을 활발히 해주면 크게 개선되는 데 반해, 내장의 피로는 지압으로 내장 운동을 활발히 촉진시켜서 치유해야 한다. 어느 지압점이 어느 내장에 영향을 주는지 일일이 알아두면 좋겠지만 다 외울 수는 없는 노릇이다. 따라서 지압점이 집중된 곳을 자극하는 방법이 좋은데, 여기서 지압점이 집중된 곳이란 발목을 말한다.

　편안한 자세에서 발목을 빙글빙글 돌려 보자. 하루 종일 신발을 신고 돌아다녀서 생긴 발의 피로회복은 물론 내장을 자극하여 신진대사의 작용이 원활해진다.

기력이 회복되는 호흡법

지압 치료는 침이나 뜸, 지압 등의 자극 없이 그 위치를 정확히 알고 있는 것만으로도 치료에 도움이 될 때가 있다. 바른 자세로 서서 그 위치를 의식하며 호흡하는 것만으로 기氣가 상승하고 회복력이 상승되기 때문이다. 내장이 피로할 때 우리 몸에 에너지를 충전시켜 주는 지압점은, 등뼈 제2요추와 제3요추 사이에 있는 명문命門이다. 흉부 늑골 아래에서 등 쪽으로 평행 이동한 부분이다.

호흡 방법은 다음과 같다. 우선 어깨 힘을 빼고 다리는 어깨 넓이로 벌리고 서서, 양손은 배꼽 아래에 있는 단전丹田에 모은다. 이때 명문을 의식하면서 호흡을 들이마시며 체내에 있는 공기를 그곳으로 보낸다. 아래로, 아래로 호흡을 내리는 느낌으로 하는데, 무릎은 느슨하게 한다. 언제 어디에서나 5분 정도만 투자하면 간단히 할 수 있는 회복 방법이다.

간단한 후두부 마사지

후두부의 머리카락이 자라나는 지점 조금 위, 즉 후두골의 움푹한 부분에 신체의 각 기관과 관련된 지압점이 나란히 자리 잡고 있다. 이 부분을 자극함으로써 신장, 간장, 위, 담낭 등의 기능이 촉진된다. 네 손가락으로 머리를 감싸듯 쥐고 엄지로 귀를 향해 오른쪽으로 나선을 그리며 주무른다. 이로써 전신의 피로가 풀리는 것은 물론 스트레스로부터 쉽게 영향을 받지 않도록 내장이 단련되기도 한다.

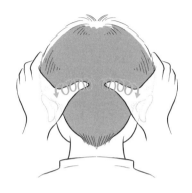

귓불 자극

　귀에는 셀 수 없을 정도로 많은 지압점이 있다. 내장의 각 기관은 물론 호르몬 분비와 관련된 지압점, 생식기, 치통, 고관절, 골반, 요추 등에 이르기까지 현대인이 갖고 있는 갖가지 질병들이 이곳을 자극하면 개선된다고 할 정도로 많은 지압점이 집중되어 있다. 이렇듯 이 작은 귓불에 수많은 지압점이 모여 있다는 것은 지압점 하나하나의 크기는 매우 작다는 것을 의미하기도 한다. 안으로 구부리기, 상하좌우로 잡아당기기, 비틀기 등 1분 동안 자유자재로 마사지 하다 보면 자잘한 지압점들이 골고루 자극되어 분명 어딘가에는 효과가 있을 것이다.

요가 자세로 원기 회복

많이 걸어서 종아리가 아프거나 오래 앉아 있어서 요통이 생기는 등의 구체적인 증상이 아닌, 피로로 인한 무기력증은 내장에 문제가 있는 경우가 많다. 즉 특정 부위가 아닌 전체적인 대사의 밸런스가 무너진 것이다. 요가의 '활 자세'는 등뼈와 등 근육을 스트레칭하여 간장 및 소화기 기능을 돕고 근육의 긴장을 풀어 준다. 나중으로 미루지 말고 오늘밤부터 당장 시작해 보자. 매일 꾸준히 계속하다 보면 효과를 몸소 느낄 수 있을 것이다.

우선 이마를 바닥에 대고 엎드려 호흡을 가다듬는다. 숨을 들이쉬면서 무릎을 구부리고 양손으로 양 발목을 잡으며 그대로 숨을 내쉰다. 다음은 숨을 들이마시며 그대로 발목을 끌어올리는 동시에 상체를 젖히고 허벅지도 바닥에서 뗀다. 몸은 활 모양이 되고 손은 활시위가 된다. 자세를 유지하며 3회 호흡 후 몸을 원 위치시킨다.

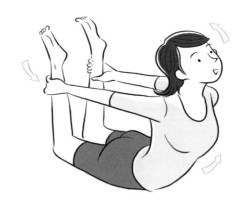

바른 걸음걸이

마치 시원한 바람이 스치듯 가볍고 경쾌하게 걷는 것이 이상적인 걸음이라고 할 수 있다. 하지만 대부분의 현대인들은 지친 다리를 무겁게 이끌며 밸런스가 무너진 자세로 걷는 것이 현실이다. 자신의 걸음걸이를 자세히 살펴보자. 한쪽 어깨가 쳐져 있거나 구부정한 자세로 걷고 있지는 않은가?

걷는 자세를 체크하려면 매일 신고 다니는 신발 뒷굽을 보면 된다. 뒷굽에서 외측이나 내측 등 특정 부분이 집중적으로 마모되어 있다면 밸런스가 좋지 않은 자세로 걷고 있다는 증거다. 나쁜 밸런스는 질병과 피로의 원인이 되기도 한다. 자세가 나쁘면 항상 몸에 가벼운 트러블을 안고 다닌다고 해도 과언이 아니며, 그 결과 내장까지 부담을 주어 병으로 발전하기도 한다. 걷는 자세쯤이야 하고 가볍게 넘기지 말고 재빨리 교정하여 건강을 회복하도록 하자. 바람직한 걸음걸이는 보폭을 약간 크게 하고 약간 빠른 속도로 걷는 것이다. 발을 앞으로 차듯 걸으면 자연히 가슴도 내밀게 되고 등줄기도 곧게 펴진다.

발 냄새는 건강의 적신호

평소에 발 냄새를 걱정하여 항균 방취 양말을 애용하고, 아침저녁 비누로 씻으며 스프레이까지 들고 다니는데도 발 냄새가 나는 사람이 있다. 이런 경우에는 내장에 피로가 축적되어 땀으로 분출되고 있을 가능성이 높다. 따라서 아무리 발을 청결히 관리해도 개선될 리가 없다. 내장의 지압점이 집중되어 있는 발바닥을 잡고 주먹을 쥔 다음, 검지의 관절을 이용해 이리저리 눌러서 자극하자. 자극으로 특히 통증이 느껴지는 곳이 있다면 거기와 연결된 내장의 적신호인 것. 집중적으로 꼼꼼히 지압한다.

식욕 부진은 테이블 모서리로 해소

푸짐한 접대를 받았는데 피로로 식욕이 감퇴되어, 먹지 않으면 실례라는 걸 알면서도 음식만 보면 속이 울렁거리는 난감한 상황이 가끔 발생한다. 이런 때에는 일단 팔을 벌려 테이블 모서리에 손바닥을 갖다대고 엄지 아래의 볼록한 부분을 테이블 모서리에 대고 문지른다. 그러면 답답했던 가슴이 뚫리면서 뭐든 먹을 수 있을 정도로 컨디션이 좋아진다. 손바닥을 문지를 때 체중을 실으면 효과가 상승한다.

긴장으로 인한 위의 통증

위는 우리 몸 중에서도 상당히 민감한 부분으로 피로와 스트레스 등에 바로 반응한다. 긴장을 요하는 일로 신경이 예민해지면 점심을 걸러도 저녁이 잘 안 넘어가는 경우가 생긴다. 이런 때에는 식욕을 자극하는 지압을 해보자. 둘째 발가락과 셋째 발가락 사이에서 발등을 타고 발목 쪽으로 향하다 보면 급경사가 나오는데, 이곳이 충양衝陽이라는 지압점이다. 이곳을 자극하면 잠들어 있던 식욕이 눈을 뜨게 된다. 아무것도 먹지 않으면 회복에 필요한 에너지를 충전할 수 없으므로 조금이라도 먹고 기운을 내는 것이 좋다.

과로로 인한 위의 통증

위의 통증은 과식으로 인한 것보다 과로나 스트레스가 원인이 되는 경우가 많다. 가장 좋은 개선 방법은, 근본적인 치료까지는 아니더라도 한의학에서 말하는 지압점을 자극하는 것이다. 위와 관련된 지압점은 정강이 바깥쪽에 있는 족삼리足三里라는 곳이다. 무릎 아래 움푹 파인 부분에서 약 6cm 아래에 위치한다. 손발의 피로를 푸는 데에도 효과적인 이 지압점은 손가락으로 그냥 누르는 것도 좋지만 볼펜 꽁무니를 이용하여 지압하는 것이 더욱 효과적이다. 5초 간 누르고 3초 간 휴식하기를 좌우 20회씩 반복한다. 점차적으로 통증이 완화되는 것을 느낄 수 있을 것이다.

위장이 약한 사람을 위한 마사지

위가 약해 조금만 먹어도 금방 배가 부르고 쉽게 배탈이 나거나 자주 트림을 하는 사람이 있다. 만성위염이나 만성장염으로 고생하는 사람도 꽤 있다. 위장이 좋지 않으면 먹는 즐거움이 반감될 뿐 아니라 통증으로 괴로움에 시달리게 된다. 이런 사람은 손바닥으로 배꼽 주위를 시계 방향으로 수십 번 문질러 보자. 검지에서 약지까지의 세 손가락을 이용해 아랫배 중앙을 문지르는 것도 좋다. 배를 자주 마사지 하면 위장 트러블 외에도 월경 주기를 규칙적으로 하는 데 도움이 된다. 배를 시계 방향으로 문지르는 것은 장의 흐름에 순행하라는 것이다.

위하수에 효과적인 스트레칭

위가 약하면 복근도 약해져 위가 아래로 내려가는 이른바 위하수 증상이 발생할 수 있다. 위하수 증상이 발생하면 먹은 음식을 장으로 보내기 어려워져 위는 더욱 나빠지게 된다. 이러한 악순환을 단절하려면, 위를 향해 바르게 누워 오른쪽 하복부를 1~2분 간 계속해서 누른다. 다음은 양 무릎을 세우고 다리를 모아서 오른쪽으로만 20~30회 정도 눕혀 준다. 체조 후에는 복식호흡으로 마무리한다.

이 스트레칭은 미주신경을 자극하는 것이다. 미주신경은 위장·간장·신장 등 내장의 대부분에 분포되어 있는데, 음식물을 삼키는 연하운동과 소화관의 운동 등을 관장한다. 그중에서도 특히 위에 커다란 영향을 미치는 신경이므로 이곳을 자극하면 위를 강화하는 데 도움이 된다.

손바닥 운동으로 위를 강화

위가 약한 사람, 특히 위하수인 경우에는 금방 속이 더부룩해지거나 음식을 제대로 먹기 어려울 수도 있다. 균형 잡힌 영양 섭취를 하고 있는데도 기초 체력에 자신이 없는 사람은 위장의 문제를 의심해 볼 필요가 있다. 이런 경우, 위를 튼튼히 하고 체력을 증진시키는 간단한 체조가 있으니 실천해 보자. 우선 다리를

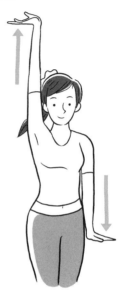

어깨 넓이로 벌리고 서서 등 근육을 곧게 편다. 오른손바닥을 위로 향하게 하여 밀어 올리듯 팔을 올리고, 왼손바닥은 반대로 아래로 향하게 하여 아래로 내린다. 양팔 동시에 상하로 뻗은 상태에서 심호흡을 2번 한 다음, 양팔을 늘어뜨리고 힘을 뺀다. 다음은 왼손을 위로, 오른손을 아래로 한 상태에서 마찬가지로 심호흡을 2번 한 후에 내린다. 몸의 근육이 스트레칭되어 내장도 튼튼해질 것이다.

상체 젖히기로 위장을 상쾌하게

하루 종일 구부정한 자세로 있는 사람은 복부와 등의 근육이 굳게 되고, 이에 따라 자연히 내장의 운동도 둔화된다. 식사 후 몇 시간이 지나도 위가 계속 더부룩할 때에는 스트레칭으로 위장 운동을 돕도록 하자.

① 다리를 어깨 넓이 정도로 벌리고, 양손은 머리 위로 깍지 낀 다음, 팔꿈치를 펴면서 상체를 뒤로 젖힌다. 턱을 치켜들고 목을 뒤로 젖히는 것도 잊지

말자.

② 상체를 원 위치한 다음 깍지를 낀 채 천천히 오른쪽으로 숙인다. 팔을 쭉 편 상태에서 손은 가능한 멀리 뻗는다. 왼쪽도 같은 동작을 반복한다.

③ 뒤, 오른쪽, 왼쪽 각각 30초씩, 하루에 수회 반복한다. 이 스트레칭은 오므 라든 복부와 등 근육을 폄으로써 내장 운동을 활발히 해주는 효과가 있다.

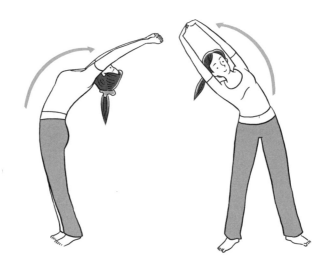

커피 및 약 복용 시 주의점

의사의 처방을 받은 약이든 시중에 판매하는 약이든 대부분의 약에 는 식후 복용이라고 명시되어 있는 경우가 많다. 그런데 식후에 복용 하는 것을 깜빡 잊고 시간이 꽤 지난 뒤에 복용한 적은 없는가? 한마 디로 이것은 잘못된 행동이다. 감기약 등에 함유된 소염진통제는 음식물이 위에 있을 때 복용하지 않으면 위의 점막이 손상되므로 식후 복용이라고 명시된 약은 반드시 식후 30분 이내에 복용하도록 하자. 마찬가지로 알코올·커피 등에 포함된 카페인, 고춧가루 등도 위산의 분비를 촉진시키므로 공복 시 섭취하면 위 점막이 손상되기 쉽다. 커피는 가능한 식후에 마시든지 카페오레 등으로 만들어 자극을 완화시킨다. 술을 마실 때에도 안주를 충분히 먹어 위에 대한 부담을 줄이도록 한다.

위장약은 증상에 따라 구분

과식이나 과음 시 아주 유용하게 이용되는 것이 있는데 바로 위장약이다. 속이 메스껍거나 술 마시기 전 예방 차원에서 먹는 가벼운 경우부터, 위경련이나 위통을 억제하기 위해 먹는 고통스러운 경우에 이르기까지 위장약의 활약은 폭 넓다. 그러나 이런 위장약에는 대증요법적인 것과 근치요법적인 것이 있으므로 증상에 맞게 구분하여 사용하는 것이 중요하다.

예를 들어 왠지 속이 불편할 때에는 '종합 위장약'을 복용하고, 명치 끝에 통증이 있거나 트림이 자주 나올 때에는 '제산제', 식후에 위가 거북할 때에는 소화효소가 배합된 '소화제'를 복용하도록 한다. 단 이러한 위장약은 대증요법적인 것으로, 위의 질병을 근본적으로 치료하는 것이 아니며 효과도 일시적인 것이므로 유의하자.

위에 통증이 있을 때의 식사

약간 과식을 해도 별 탈이 나지 않는 사람도 식사시간을 놓치면 속이 쓰린 경우가 있다. 이런 사람은 위산의 분비가 과다한 경우로, 위는 튼튼하지만 장시간 위를 비우게 되면 위산이 위 점막을 자극하여 위염에 걸리기 쉽다. 위산과다로 위에 통증을 느낄 때에는 커피나 산미가 강한 주스 등 위산 분비를 촉진하는 자극성 음식은 피하도록 한다. 우유 · 죽 등 소량의 지방이 함유된 음식이나 국 종류를 먹도록 하자. 너무 뜨겁거나 찬 음식은 위에 자극을 주므로 국을 먹을 때에도 씹어 먹듯 천천히 먹어 위에 대한 자극을 줄이도록 한다.

위궤양 방지에는 양배추가 효과적

과식이나 스트레스 등으로 위가 안 좋아지면 위궤양이나 십이지장궤양으로 발전할 가능성이 있다. 이를 예방하려면 양배추를 가능한 매일 먹도록 한다. 양배추에 함유된 비타민U는 위산 분비를 억제하여 위장 점막의 신진대사를 촉진시키고, 손상된 점막의 회복을 도와 위궤양을 예방하는 효과가 있다. 양배추에 다량 함유되어 있는 비타민C에도 위 점막을 강화하는 작용이 있어 위궤양을 방지하는 데 도움이 된다. 비타민C가 풍부한 부분은 흰 잎보다 푸른 잎 쪽이다. 푸른 잎의 비타민C 함유량은 흰 잎의 1.4배 정도라고 한다. 그러나 비타민C와 비타민U는 열에 약하므로 채로 썰거나 주스로 갈아서 날로 먹는 것이 이상적이다.

발가락 돌리기

　장이 약한 사람은 추운 겨울 장시간 밖에 있는 것이 괴롭다. 순식간에 설사가 시작되기 때문이다. 대책으로는 우선 복부가 따뜻하도록 내의를 입는 것이다. 그래도 배에서 신호가 온다면 발가락 돌리기 운동을 해보자. 외출에서 돌아오면 양말을 벗은 다음, 발가락을 하나씩 잡고 빙글빙글 돌린다. 오른쪽 돌리기가 끝나면 다음은 왼쪽 돌리기를 한다. 발가락을 빙글빙글 돌리면 혈액순환이 좋아져 점차적으로 하반신 전체가 따뜻해진다. 밤에 발가락이 차서 잠을 이룰 수 없을 때에도 이 발가락 돌리기 운동이 효과적이다.

간 기능을 향상시키는 지압

　과음을 하면 간이 제 기능을 하지 못하고, 매일 많은 양의 술을 마시면 간염 등의 간장 질환에 걸릴 수 있으며, 이것이 계속되면 간경화를 유발할 수도 있다. 바이러스성 간염도 만성이 되면 간경화를 유발할 수 있다. 간경화는 간암으로 발전할 가능성이 있으므로 매우 위험하다. 음주 시 속이 메스껍거나 머리가 아픈 증상을 방지하기 위해, 혹은 간장병 예방을 위해서라도 간 기능을 향상시키는 것이 중요한데, 오른쪽 발바닥에 간 기능을 향상시키는 지압점이 있다. 발바닥 장심掌心 전방에 깊이 패인 부분이 있는데, 이곳을 자극한다. 주먹을 쥔 다음 손가락 관절을 이용하여 자극하는 것이 효과적이다. 오른쪽 발에만 있고 왼쪽 발에는 없으므로 혼동하지 않도록 한다.

올바른 음주 방법

술을 마실 때 안주에는 거의 손을 대지 않는 사람이 있는데, 건강을 생각한다면 반드시 안주와 함께 마시도록 한다. 안주와 함께 먹으면 위 점막이 보호될 뿐 아니라 술을 분해하는 알코올 분해 효소가 증가한다. 특히 두부나 생선 등의 고단백 식품이 좋은데, 해초나 야채와 같은 알칼리성 식품도 술의 산성을 중화시켜 준다. 또한 술을 마시는 속도에도 주의하자. 한꺼번에 많은 양을 마시면 알코올을 분해할 수 없게 되어 뇌를 비롯한 각 장기에 장애가 발생할 수 있다. 안주를 먹으며 조금씩 마시는 것이 건강을 지키는 올바른 음주 방법이라고 할 수 있다.

술 마신 뒤 스트레칭

직장 내 회식이나 친구 모임 등에서 과음을 했을 때에는 화장실에서 체조를 해보자. 양팔을 교대로 위아래로 크게 휘두르며 몸을 좌우로 비틀기만 하면 된다. 처음엔 천천히 하다가 점점 빨리 돌리는데 1~3분 정도 계속한다. 이 동작을 반복하면 간장이나 신장의 운동이 활발해져 혈중 알코올이 분해되기 쉽고 이뇨 효과도 기대할 수 있다. 즉 혈중 알코올 농도가 내려가 숙취를 예방하는 것이다. 스트레칭 후 심호흡을 하면 더욱 효과적이다.

숙취 방지를 위한 지압

직장을 다니다 보면 회식이나 술자리가 많은데, 술을 권해 오면 사양하기 어려워 계속 마시게 되고, 그러다 다음날 숙취로 고생하는 경우가 종종 있다. 그런 사람은 음주 전에 좌우 늑골 아래에 있는 기문期門이라는 지압점을 자극해 두자. 바스트 탑 아래 수직선상에 위치하는데, 늑골 밑에 손가락을 밀어넣고 수초 동안 누른다. 이 동작을 좌우 각각 10회 정도 반복하면 간 기능이 향상된다.

숙취는 간장이 알코올을 완전히 분해하지 못하고 유해물질이 남아 있을 때 생기는 것으로, 간 기능이 향상되면 어느 정도 숙취를 예방할 수 있다. 또한 숙취에는 칡즙이 매우 효과적이다.

제9장

스트레스 및 우울증

세면대에 뜨거운 물을 채우고 손목까지 담근다. 만져 봤을 때 약간 뜨거운 정도의 물에 7~8분 정도 손을 담그고 있으면 머리가 점차적으로 상쾌해지고 어깨 결림도 해소된다. 손의 혈액순환이 활발해지면 팔·어깨·목 등의 혈액순환도 촉진되고, 뇌에도 신선한 혈액이 공급된다. 특히 장시간 컴퓨터 앞에 앉아서 일하다 보면 눈도 피로하고 어깨도 결리기 쉬운데 수욕을 해주면 큰 효과를 얻을 수 있다.

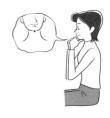

음악이 면역력을 향상시키는 이유

음악을 들으면 인간의 몸에 변화가 나타나는 것은 과학적으로 입증된 바 있다. 가령 피아노의 부드러운 멜로디를 들으면 심박이 느려지고 혈액순환이 좋아진다. 혈액순환이 좋아지면 이와 함께 피로도 풀리게 되는 것이다.

또한 음악에는 면역력을 높이는 효능이 있다. 우리 몸에는 네츄럴킬러(NK)세포라고 불리는 림프구가 있다. 이것은 면역력과 관련된 세포인데, 심한 스트레스를 받은 상태에서는 활동력이 저하된다. 한 연구 발표에 의하면 노인들에게 음악을 들려주었더니 NK세포의 활동력이 상승했다고 한다. 이는 곧 음악을 들으면 면역력이 향상된다는 것을 의미한다. 많은 부모들은 자녀들이 음악을 즐겨 듣는 것에 대해 못마땅하게 여기지만, 자녀들은 그런 방법으로 면역력을 상승시키고 있으니 결코 탓할 일이 아니다.

불안 초조할 때는 모차르트

예전에는 '클래식' 하면 떠오르는 인물이 베토벤이었다면, 요즘에는 모차르트의 인기가 높아져 클래식의 대명사처럼 여겨지고 있다. 모차르트의 음악이 인기를 모으는 이유는 베토벤과 같이 근엄한 느낌 없이 편안하게 들을 수 있기 때문이다. 모차르트의 부드러운 선율이 피로에 지친 현대인에게 마음의 평온을 주는 것이다.

모차르트뿐 아니라 기분 좋은 음악은 인간의 마음을 느긋하게 해준다. 미국에서는 바흐나 쇼팽의 음악을 들으면 사람의 정신상태가 안정되고 평온해진다는 연구 결과를 발표했다. 또한 불안을 완화시키는 데 쇼팽이나 슈베르트가 좋다는 보고도 있다. 물론 지친 심신을 치유해 주는 음악이 클래식에 국한된 것만은 아니다. 마음이 불안하거나 짜증나는 날에는 좋아하는 음악을 들으며 커피 향을 음미한다면 어느새 기분이 가라앉아 있을 것이다.

피로한 뇌에 효과적인 커피 마시는 방법

피로로 인해 둔해진 머리를 맑게 하려면 커피를 마시는 것이 좋다. 커피에 함유된 카페인의 각성 작용은 스트레스를 완화시키고 정신을 맑게 하는 효과가 있다. 커피 및 녹차, 홍차 등에 함유된 카페인은 교감신경을 자극하여 혈압 및 맥박수를 상승시키는 작용을 한다.

이때 커피는 왠지 블랙으로 마시는 것이 좋을 것 같지만, 설탕을 넣는 것이 뇌에는 더 좋다. 설탕은 체내에서 즉시 분해되어 포도당이 되는데, 이 포도당은 두뇌 운동을 돕는 작용을 한다. 그러나 너무 많이 마시면 강한 각성 작용으로 수면 리듬에 지장을 줄 수 있으니 주의하자. 카페인 섭취량이 증가하면 각 작용들이 너무 강해져 두통 및 울렁증, 불안, 수면 장애까지 유발할 수 있다. 또한 상습성도 있어 자신도 모르게 섭취량이 증가해 버릴 가능성도 있으므로 유의한다.

불만 노트

사회생활을 하다 보면 불만이 있어도 입 밖으로 꺼내지 못하는 경우가 많은데, 그러다 보면 점점 스트레스가 쌓이게 된다. 이런 때에는 말 대신 글로 불만을 토로해 보자. 비밀 노트를 만들어 주말에 한 주 동안 있었던 불쾌한 일, 화나는 일 등을 마음껏 써 내려가는 것이다. 한의학에서는 불만을 표출하지 않고 참게 되면 몸에 나쁜 것이 쌓여 간장을 손상시킨다고 한다. 스트레스성 간질환에 걸리고 싶지 않다면 불만 노트를 활용하여 마음을 다스리는 일도 유용하다.

긴장을 푸는 지압

영업이나 서비스업 등의 직업을 가진 사람은 하루 종일 타인을 상대로 이야기를 주고받아야 하므로 피로가 쌓이기 쉽다. 특히 상대방을 배려하려고 신경을 쓰게 되는데, 신경을 쓰거나 말을 많이 하여 생기는 피로는 긴장과 흥분으로 인해 혈액을 내보내는 심장에 적잖은 부담을 준다. 지친 심장의 피로를 회복시키려면 턱 밑에 있는 염천廉泉이라는 지압점을 자극한다.

　팔꿈치를 책상 위에 대고 양손의 엄지를 세워 턱 밑에 손을 넣어 닿는 곳이 바로 염천이다. 여기를 엄지로 자극하는 것이다. 염천은 혀와 연결되어 있는데, 혀는 곧 심장과 연결되어 있으므로 심장의 운동이 활발해질 것이다. 앉은 자세에서도 간단히 할 수 있으니 피로할 때마다 기분 전환으로 실시해 보자.

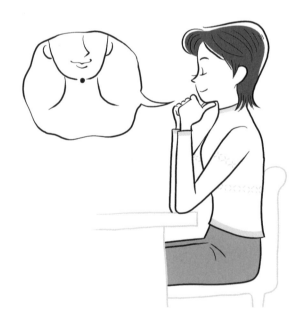

아래턱 운동

입사 면접 시, 면접관 앞에만 앉으면 긴장감이 극에 달했다가 면접 후 시험장을 나설 때에는 어깨의 힘이 스르르 빠지게 된다. 이때 자신이 이를 악물고 있었다는 사실을 알게 되는데, 이를 악무는 행위는 어깨 결림의 원인이 되기도 한다. 긴장에 의한 피로는 무심코 이를 악무는 버릇이 원인이 되는 경우가 많은데, 이를 개선할 수 있는 방법은 다음과 같다.

우선 입을 크게 벌리고 코로 호흡한다. 처음부터 입이 크게 벌어지지 않을 때에는 벌렸다 다물었다 하는 동작을 몇 번 반복한 후에 최대한 크게 벌린다. 그 다음 입을 벌린 상태에서 아래턱을 좌우로 움직여 준다. 이로써 턱의 긴장이 풀려 목의 혈액순환이 좋아지고 머리도 상쾌해진다.

개구리 높이뛰기

'개구리 높이뛰기' 는 말 그대로 개구리가 높이 뛰어오르는 모습을 흉내 낸 동작이다. 개구리가 되었다고 생각하고 최대한 높이 점프해 보자. 이때 반드시 다리를 굽히고 무릎은 벌리고, 허리를 낮춘 자세에서 단번에 몸을 늘리며 위를 향해 점프한다. 사무실에 앉아서 하는 일은 육체적인 피로보다 정신적인 피로가 더 크므로 신경성위염이나 위궤양에 걸리기 쉽다. 점심시간 등을 이용해 웅크렸던 등을 쫙 펴고 하늘을 향해 뛰어오르는 개구리를 연상하며 양팔로 하늘을 찌르듯 점프해 보자. 10회 정도 반복한다.

수욕手浴의 효과

　손을 자주 움직이는 사람은 치매에 걸리지 않는다는 말이 있을 정도로 손과 뇌는 깊은 연관이 있다. 손에 기분 좋은 자극을 주면 뇌에도 그 자극이 전해져 긴장이 풀어진다. 손에 대한 기분 좋은 자극 중에 하나가 수욕이다. 세면대에 뜨거운 물을 채우고 손목까지 담근다. 만져 봤을 때 약간 뜨거운 정도의 물에 7~8분 정도 손을 담그고 있으면 머리가 점차적으로 상쾌해지고 어깨 결림도 해소된다.

　손의 혈액순환이 활발해지면 팔·어깨·목 등의 혈액순환도 촉진되고, 뇌에도 신선한 혈액이 공급된다. 특히 장시간 컴퓨터 앞에 앉아서 일하다 보면 눈도 피로하고 어깨도 결리기 쉬운데 수욕을 해주면 큰 효과를 얻을 수 있다.

정신적 피로회복을 위한 지압점

　우리 몸 여기저기 분산되어 있는 지압점은 내장 운동을 활발히 하고 육체의 피로를 회복하는 데 커다란 도움이 된다. 수천 년의 역사를 자랑하는 한의학에서는 오늘날의 복잡한 사회 현상을 예측이라도 한 듯 정신적 피로를 회복하는 지압점도 마련해 두었다.

　정신적 피로를 해소하는 지압점인 노궁勞宮은 중지 아래, 손바닥 중앙 부근에 있는데, 주먹을 쥐면 가운데 손가락 끝이 닿는 곳이다. 이곳을 반대 손 엄지로 가볍게 눌러 준다. 한의학에서는 의지나 사고, 감정과 같은 마음과 신체 기능을 결부시킬 때 관련되는 경락을 심포경心包經이라고 하는데, 정신 상태가 육체에 미치는 영향을 개선시키는 노궁은 그 대표적인 지압점이라고 할 수 있다. 정신적인 피로를 해소해 줄 뿐 아니라 긴장 시에 이곳을 누르거나 문지르면 스트레스를 막을 수도 있다.

초콜릿으로 스트레스 대비

초콜릿이 흥분제라는 것은 널리 알려진 사실이다. 지나치게 많이 먹으면 코피가 난다는 말이 있듯 초콜릿을 먹으면 적당히 몸이 달아오른다. 초콜릿에 함유된 카카오매스·폴리페놀의 연구가 활발히 진행되면서 새로운 연구 결과가 나왔다. 카카오매스·폴리페놀에 육체적·정신적 스트레스를 억제하는 효과는 물론 회복하는 효과까지 있다는 것이다.

기분이 침체되어 있을 때나 활력을 얻고자 할 때에도 초콜릿이 효과적이다. 가방에 하나씩 넣고 다니면 간단하게 스트레스를 피할 수 있을 것이다. 예전에 본 초콜릿 광고의 명 카피 하나가 문득 떠오른다. "가나와 함께라면 고독마저 감미롭다!"

코코아로 긴장 완화

폴리페놀이 다량 함유되어 건강 음료 역할을 하는 코코아는, 육체 뿐 아니라 정신 건강에도 많은 영향을 미친다. 코코아의 달콤한 향 성분이 긴장을 풀어 주고 집중력을 향상시키기 때문이다.

스포츠 선수를 상대로 한 실험에서는 눈에 띄게 스타트가 빨라졌다는 결과가 나왔고, 뇌파가 활발해진다는 사실도 확인되었다. 집중력과 기억력 향상에도 효과적이라는 보고가 있으므로 업무 중 코코아를 한잔씩 마신다면 업무의 능률도 향상될 것이다. 그러므로 학업에 시달리는 청소년에게 엄마가 타주는 따뜻한 코코아 한잔은 최고의 선택이라 할 수 있다.

한쪽 코로 호흡

인도에서 오래 전부터 건강법으로 실시되어 온 요가. 최근에는 과학적으로 그 효과를 증명하기 위한 연구가 활발해졌다. 그중에서도 주목받고 있는 것은 한쪽 코로 호흡하는 방법이다.

우선 편안한 자세로 앉아 등의 근육을 쭉 편다. 오른손 검지를 미간에 대고 엄지는 오른쪽 콧방울에, 중지는 왼쪽 콧방울에 닿도록 한다. 엄지로 오른쪽 콧구멍을 막고 왼쪽 콧구멍으로 숨을 내뱉는다. 완전히 내뱉은 후에는 왼쪽 콧구멍으로 숨을 들이마시고 그 다음 양쪽 콧구멍을 다 막고 잠시 호흡을 멈춘다. 이번에는 엄지를 떼어 오른쪽 콧구멍으로 숨을 내뱉었다 다시 숨을 들이마시고 마찬가지로 호흡을 잠시 멈춘다. 이 동작을 교대로 10회 정도 반복하면 정신이 집중되고 마음이 안정된다.

거북이 호흡법의 뛰어난 효력

거북이 호흡법은 신석기시대 토기에서 발견된 가장 오래된 건강 호흡법이다. 우선 양손으로 아랫배를 감싸고 살짝 눌러 준다. 그 상태에서 코로 숨을 내쉬며 상체를 앞으로 숙인다. 상체를 최대한 숙였을 때 숨을 완전히 내쉬며 그대로 턱을 앞으로 내민다. 그 다음 목을 길게 늘리고 숨을 들이마시며 그대로 상체를 일으키면 얼굴이 젖혀진 상태가 된다. 숨을 완전히 들이마신 후엔 다시 내쉬며 상체를 숙이는 동작을 반복한다. 서 있는 상태에서 하면 허리의 에너지가 두뇌로 전달되어 머리가 맑아지고 아랫배의 혈액순환이 원활해진다. 대장, 소장 및 자궁, 난소 등에 좋은 영향을 미친다.

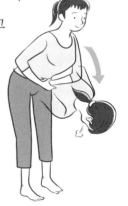

전신을 사용한 호흡

큰일을 앞두고 마음을 가다듬을 때 심호흡을 하게 된다. 올림픽 높이뛰기 선수가 활주에 들어가기에 앞서 어깨로 크게 호흡하는 것도 마찬가지다. 즉 긴장을 풀고 마음을 평온하게 다스려 평소 실력을 유감없이 발휘할 수 있는 몸으로 만드는 것이다. 긴장으로 인한 스트레스가 쌓이려 할 때 이 방법을 사용해 보자.

① 다리를 약간 벌리고 서서 '1, 2, 3, 4' 를 세며 폐를 최대한 팽창시킨다는 느낌으로 숨을 들이마신다.

② 그 다음 '휴우' 소리를 내며 힘껏 숨을 내뱉는데, 이때 무릎을 굽히고 상체를 숙이도록 한다.

③ 상체를 최대한 숙이고 완전히 힘을 뺀 상태에서, 이번에는 5에서 8까지 세면서 숨을 들이마신다.

④ 천천히 상체를 일으켜 원래의 위치로 돌아와 '9,10' 을 세며 숨을 내뱉는다.

이 호흡을 반복하다 보면 긴장으로 굳어진 몸과 마음이 풀어질 것이다.

눈 주위 자극

의학 용어로 '반사' 라는 것은 신체의 일부가 다른 일부의 영향을 받는 것을 말한다. 한의학에서 발바닥이나 손바닥에 있는 지압점을 자극하여 내장의 질환을 고치는 것도 이 반사에 해당한다. 서양의학에서도 신체의 반사 관계를 인정하고 있는데, '아슈네르 반사' 는 안구와 심장과의 관계를 뜻한다. 안구에 대한 자극이 심장을 안정시키고 자율신경을 조정한다는 결과가 나온 것이다.

우선 편안한 자세에서 심호흡을 한 다음 눈을 지그시 감는다. 양쪽 눈꺼풀 위로 안구에 손가락을 대고 가볍게 몇 초 동안 압박을 가한다. 심리적 부담으로 심장이 두근거리거나 흥분해서 피가 거꾸로 솟을 때, 또는 마음의 안정을 얻고자 할 때 이 동작을 하면 스트레스를 방지할 수 있다. 그러나 심장 장애가 있는 사람은 아슈네르 반사로 맥박수가 불안정해질 수 있으므로 주의해야 한다.

간단한 태극권

손과 발의 느린 동작과 그에 맞는 느린 호흡법, 어찌 보면 우아해 보이기도 한 태극권은 건강 요법의 하나로 널리 이용되고 있다. 태극권의 동작이 특이한 것은, 몸에 불필요한 힘을 빼고 편안하게 움직이려는 결과라고 할 수 있다. 일반 체조가 근육을 단련하고 결림을 풀어 주기 위한 동작인데 반해, 태극권은 심신을 편안히 하기 위한 동작이기 때문이다. 복식호흡으로 혈압이 하강하고 알파파가 증가하므로 꼭 도전해 보도록 하자. 초보자에게는 기락공起落功이 적당하다.

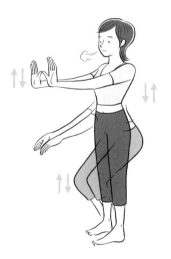

① 양다리를 어깨 넓이로 벌리고 양손은 옆으로 내린다.

② 손바닥을 아래로 향하게 하여 양손을

어깨 높이까지 천천히 올린 후 손바닥을 정면을 향하게 한다. 이때 호흡은 들이마신다.

③ 호흡을 내뱉으며 고관절과 무릎을 느슨히 하여 자세를 낮추는데, 손바닥은 다시 아래를 향하도록 하고 팔을 배 앞까지 내린다. 손 동작과 몸 동작이 일치하도록 주의하자.

④ 손을 가져간 배 아래쪽에 의식을 집중한다.

⑤ 천천히 다리를 펴고 처음 자세로 돌아가 다시 반복한다.

단순한 상하 운동만으로도 기분이 평온해질 것이다.

붉은색을 몸에 지닌다

수많은 색 중에서 붉은색은 가장 에너지가 충만한 색이라고 한다. 붉은색은 아드레날린의 분비를 촉진시키고 정신력을 집중시키며, 자율신경 중에서도 활동을 위한 교감신경의 운동을 활발히 한다고 한다. 한의학에서 붉은색은 몸을 따뜻하게 하는 색이라고 본다. 의욕이 없거나 피로가 축적되었을 때 붉은색 속옷을 몸에 걸치고 일하는 것도 좋은 방법이다. 피로감을 한방에 날려 버릴 정도로 활력이 솟구쳐 올 것이다.

커튼의 주름 방향이 포인트

커튼은 기분을 좌우하는 인테리어 중의 하나다. 기본적으로 인간은

세로선에서는 동적인 느낌을, 가로선에서는 정적인 느낌을 받는다고
한다. 일반 커튼에는 주로 세로 주름이 많이 들어가므로, 가로 선이
들어간 블라인드 등으로 바꿔 달면 좀더 안정된 분위기를 연출할 수
있다.

조명의 밝기 조절

　피로회복 및 건강 유지를 위하여 운동을 하거나 몸에 이로운 음식
을 먹으며 정신 수양을 하는 경우가 많은데, 아무것도 하지 않고 마음
의 안정을 얻을 수 있는 방법이 있다. 바로 조명 컨트롤로, 한번 해놓
으면 효과가 장기간 지속되어 매우 편리하다. 수면은 인체의 회복력
과 관련된 중요한 것이므로 침실은 수면을 돕는 조명으로 바꾸자. 형
광등은 낮의 밝기를 재현하는 조명이므로 침실에서는 백열등을 설
치한다. 백열등의 따뜻한 빛은 침실뿐 아니라 거실에 사용해도 마음
이 평온해진다.

방 안에서 화분 기르기

　신록의 계절이 돌아오면 푸른 잎으로 가득한 가로수 아래를 걷는
것만으로도 기분이 상쾌해진다. 실제로 녹색은 인간의 모세혈관을 확
장하여 혈액순환을 돕는 효과가 있다. 흥분한 마음을 가라앉혀야 할
때에는 녹색 효과를 적극 활용해 보자. 밖에서 보는 것뿐 아니라 방

안에도 녹색 식물을 두는 것이다. 자연의 색이 조금 있는 것만으로도 마음이 안정될 것이다. 관엽식물은 그다지 손이 많이 가지 않으므로, 식물을 기르는 재미를 체험해 보고 싶은 사람에게는 허브를 권한다. 요리의 재료로도 이용되는 허브는 몸과 마음을 건강하게 해주는 일석이조의 효과가 있다.

모래사장에서 맨발로 걷기

고운 모래사장이 넓게 펼쳐진 바닷가에 가면 맨발로 걷고 싶다는 충동을 느끼게 되는데, 이는 인간의 본능이라고 할 수 있다. 인간의 몸에는 플러스이온과 마이너스이온이 존재하여, 피로가 쌓이면 플러스이온이 증가한다. 그러나 우리 몸은 밸런스를 유지하기 위해 스스로 플러스이온을 방출시켜 버리는데, 요즘 같은 환경에서는 그것도 어려워졌다. TV, 컴퓨터, 에어컨 등의 전자제품이 플러스이온을 방출하여 가만히 있어도 우리 주위는 플러스이온으로 넘쳐나고 있기 때문이다. 이러한 환경 속에서는 새로운 플러스이온을 방출하고자 해도 방출할 만한 곳이 없어 체내 밸런스를 개선하기 매우 어렵다.

이런 때에는 마이너스이온으로 가득 찬 곳이 필요하다. 바로 모래사장으로, 이곳에서는 체내의 플러스이온이 저절로 방출되어 기분이 상쾌해진다. 특히 발바닥은 이온이 방출되기 쉬운 부분이므로 맨발로 모래를 밟는 것은 현대인에게 있어 최고의 스트레스 해소법이 될 수 있다.

스트레스성 과식

정신적 스트레스가 과식의 원인이 된다는 것은 잘 알려져 있는 사실이다. 자율신경의 밸런스가 무너져 식욕중추에 이상이 생기기 때문이다. 이런 때에는 자율신경의 기능을 정상적으로 복구해 주어야 하는데 온열 치료가 적당하다. 따뜻한 천으로 허리를 감싸면 허리에서 등을 따라 흐르는 자율신경을 자극하게 되고, 뇌가 정상적으로 움직여 만복중추가 더 이상 먹지 않아도 좋다는 명령을 하게 되어 식욕을 억제할 수 있는 것이다.

스트레스로 인한 울렁증

업무의 스트레스로 인해 가슴이 울렁거리는 증상이 나타나면, 상체를 앞으로 구부리는 체조로 부담을 덜어 준다. 단, 원래 심장이 약하거나 심장 질환이 있는 경우에는 별 효과 없이 무리만 줄 수 있으므로 주의하자. 상체를 앞으로 구부리면, 심장으로부터 뇌와 상체에 혈액을 보내기 수월해진다.

① 의자에 앉아 고개를 세운 채, 손이 발에 닿을 때까지 천천히 상체를 구부린다.

② 목의 힘을 천천히 빼면서 머리를 아래로 내린다.

③ 머리를 내린 채 상체만 천천히 세운다.

④ 얼굴을 정면으로 향하게 한 다음 머리를 뒤로 젖힌다.

울렁증을 달래기 위한 스트레칭이니만큼 아주 천천히 하는 것이 요령이다. 이 동작을 4회 정도 반복한 다음, 눈을 감고 충분한 휴식을 취한다. 그러나 울렁증은 건강의 적신호이기도 하므로 이상을 느낀다면 반드시 전문의의 검진을 받도록 하자.

제10장

냄새 제거

한마디로 무좀은 발의 곰팡이라고 할 수 있다. 곰팡이는 80~90%나 되는 높은 습도가 없으면 살아남을 수 없다. 따라서 무좀을 치료하려면 일단 발을 청결히 한 다음 잘 건조시키는 것이 중요하다. 매일 잘 씻고 건조시키는 것은 물론, 가끔 일광욕을 하여 꾸준히 치료해 가자. 그래도 가려울 경우에는 평소에 신는 면 양말을 울 양말로 바꿔 보자. 울 양말에는 무좀으로 인한 가려움증을 방지하는 효과가 있다.

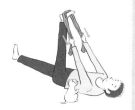

발 냄새 (무좀)

외출 전 족욕으로 발 냄새 방지

여름에는 땀냄새뿐 아니라 발 냄새에도 신경이 쓰인다. 최근에는 악취 제거 스프레이나 크림 등이 시중에 판매되고 있는데, 가정에서도 간단한 방법으로 악취를 제거할 수 있다. 우선 따뜻한 물을 채운 대야에 식초 몇 방울을 떨어뜨리고, 외출하기 전에 몇 분 동안 발을 담근다. 식초의 살균 효과로 악취 성분이 말끔히 제거된다. 피부가 연해지면 발바닥 각질을 돌로 문질러 제거한다. 각질이 오래되면 냄새의 원인이 되는 세균의 먹이가 되기 때문이다. 말끔히 제거한 후에는 식초 냄새가 남지 않도록 말끔히 씻어낸다. 단, 발에 무좀 등으로 인한 외상이 있는 경우에는 그 부위를 통한 2차감염의 우려가 있으므로 식초 세척 등 자극적인 방법은 금물이다.

신발은 번갈아 신기

신발에서 냄새가 나지 않도록 하려면 같은 신발을 매일 신지 않는 것이 좋다. 하루 종일 신발을 신고 있으면 많은 양의 땀이 배출되는데, 다 마르기도 전에 같은 신발을 계속 신으면 땀이 차서 냄새가 날 수밖에 없는 것이다. 따라서 세 켤레 정도의 신발을 돌아가면서 신는 것이 바람직하다. 또한 그날 신은 신발은, 헝겊이나 티슈에 알코올을 묻혀 속을 닦고 그늘에서 말리는 것이 가장 이상적인 보존 방법이다. 여름에는 통기성이 좋은 신발을 선택하자. 천연가죽이나 면제품 스니커즈 등 땀이 차지 않는 소재가 좋다.

여분의 양말, 스타킹은 휴대

땀으로 신발에 열이 차는 것을 예방하려면 깔창을 넣어 두는 것도 하나의 방법이 될 수 있으나, 가장 좋은 방법은 땀에 젖은 양말이나 스타킹을 갈아 신는 것이다. 가방 안에 양말이나 스타킹을 넣고 다니며 땀이 나면 갈아 신도록 하자. 땀이 난 발을 계속 신발 안에 가두어 두면 냄새가 날 뿐 아니라 무좀에 걸릴 확률도 높다. 불쾌한 상태로 신발을 계속 신고 있는 것보다 갈아 신는 것이 청결하고 기분도 상쾌해진다.

무좀에는 울 양말

한마디로 무좀은 발의 곰팡이라고 할 수 있다. 곰팡이는 80~90%나 되는 높은 습도가 없으면 살아남을 수 없다. 따라서 무좀을 치료하려면 일단 발을 청결히 한 다음 잘 건조시키는 것이 중요하다. 매일 잘 씻고 건조시키는 것은 물론, 가끔 일광욕을 하여 꾸준히 치료해 가자. 그래도 가려울 경우에는 평소에 신는 면 양말을 울 양말로 바꿔 보자. 울 양말에는 무좀으로 인한 가려움증을 방지하는 효과가 있다고 하니 시험해 보도록 하자.

무좀에 효과적인 파우더 만들기

무좀을 치료하려면 드라이 허브를 이용한 무좀용 파우더를 만들어 사용해 보자. 드라이 허브는 살균 효과가 있는 세지sage를 5g 정도 준비하여 믹서기에 갈아서 파우더 상태로 만든다. 잘게 갈아놓은 세지를 5큰술 정도의 백토에 섞으면 무좀용 파우더가 완성된다. 땀띠에 파우더를 바르듯 세지가 들어간 파우더를 무좀 부위에 뿌린 다음 가볍게 문지르면 된다. 파우더가 수분을 흡수하여 청결하고 보송보송한 상태가 된다. 무좀이 악화되는 것을 방지할 뿐 아니라 무좀 예방에도 효과적이다. 향신료용 용기에 담아 두면 매번 사용하기 편리하다.

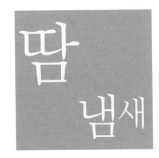
땀 냄새

육식 줄이기

동양인보다 서양인의 체취가 강한 것은, 서양인은 육류나 치즈·버터 등의 동물성 지방이 다량 함유된 식품을 즐겨 먹기 때문이다.

동물성 지방을 필요 이상 섭취하면 불필요한 지방이 혈액에 운반되어 피지샘이나 땀샘으로 배출되는데, 이것이 냄새의 원인이 되는 것이다. 따라서 체취가 신경 쓰이는 사람은, 특히 냄새가 나기 쉬운 여름철에는 육류를 줄이는 것이 좋다.

식초를 이용한 목욕

발 냄새에 식초를 넣은 족욕이 효과적인 것처럼 식초는 체취를 예방하기도 한다. 미지근한 물을 채운 욕조에 한 컵 정도의 식초를 넣는다. 식초의 살균 효과가 몸에서 나는 냄새를 제거해 준다. 식초 냄새가 맞지 않는 사람은 화이트 비네거 또는 사과식초를 이용해도 무방하다. 식초를 이용한 목욕은 체취 제거뿐 아니라 여드름에도 효과가 있으며, 미백 효과도 있다. 식초 냄새가 남을 수 있으므로 마지막은 샤워로 마무리한다.

땀냄새 방지 로션 만들기

겨드랑이 냄새를 방지하려면 세균 증식을 막고 모공을 수축시키는 것이 중요한데, 이를 위한 로션을 각 가정에서 간단히 만들 수 있다.

우선 정제수 25ml를 준비하여 보드카 5ml를 첨가한다. 여기에 페퍼민트, 유카립투스, 레몬 오일을 각각 2방울씩 떨어뜨리면 특제 로션이 완성된다. 휴대가 간편한 스프레이 용기에 넣고 다니며 땀이 나면 땀을 완전히 닦은 다음 스프레이를 뿌려 준다. 불쾌한 끈적거림과 냄새를 제거해 줄 것이다.

단 음식 줄이기

동물성 지방이라면 육류나 버터 등을 생각하기 쉬운데, 케이크나 쿠키와 같은 단 음식에도 동물성 지방이 다량 포함되어 있다. 따라서 단 것을 즐겨 먹는 사람은 주의하자. 단 음식 섭취는 가능한 줄이고 균형 잡힌 영양소를 섭취하도록 평소 식단에 신경 쓰자. 특히 야채류를 충분히 섭취하도록 한다. 녹황색 야채에는 체내에 불필요한 지방을 운반하여 배출하는 성분이 있다.

스트레스도 체취의 원인

의외라고 생각되겠지만, 스트레스도 악취의 원인이 될 수 있다. 긴장 상태에서는 손에 땀이 나고, 몸에서도 땀이 나는 경우가 많다. 스트레스는 생리기능을 저하시킬 뿐 아니라 땀이나 피지 분비를 증가시키는 작용도 있어 냄새의 원인이 되는 것이다. 스트레스가 몸에 해롭다는 것은 누구나 아는 사실인데, 체취 예방을 위해서라도 화가 나거나 불만이 있을 때에는 스트레스를 발산시켜야 한다. 최근에는 체취가 그리 심하지 않은데도 유난히 신경 쓰는 사람이 많다고 한다. 그로 인해 스트레스가 쌓이면 악순환이 계속되므로 너무 예민하게 신경 쓰는 것도 좋지 않다.

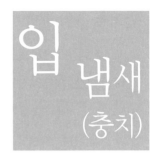
입 냄새
(충치)

구취의 원인

입 냄새의 원인은 두 가지다. 하나는 치석이고, 다른 하나는 혀 표면에 이끼처럼 끼어 있는 설태다. 치석은 음식을 먹은 후 양치질을 게을리하지 않으면 예방할 수 있지만, 설태는 양치질만으로 제거할 수 없다. 설태를 제거하려면 마른 타월을 이용하는 것이 좋다. 혀 안쪽부터 가볍게 닦아내어 제거한다. 최근에는 설태 제거기도 시중에서 판매되고 있으므로 이용해 보자. 또한 설태는 주로 소화기관에 이상이 있을 때 부착되기 쉬우므로, 내장에 부담을 주는 생활을 하고 있지 않은가 한번쯤 점검해 보는 것도 중요하다.

녹차로 구취 예방

자극적인 마늘 냄새를 제거하는 데 우유가 효과적이라는 것은 잘 알려진 사실이다. 식사 후 우유를 마시면 배 속에서 냄새의 원인을 막아 주기 때문이다. 그러나 우유의 맛과 냄새가 맞지 않는 사람에게는 녹차를 권한다. 녹차에 포함된 플라보노이드라는 성분이 냄새를 제거해 주는 효과가 있어 구취 예방을 위한 껌 등에도 이용된다. 식후나 식간에 녹차를 마시는 걸로 간단히 구취 예방을 할 수 있다. 입 안도 상쾌해지고 냄새도 제거되는 효과를 얻을 수 있을 것이다.

껌으로 구취 제거

구취 제거 효과가 있는 껌을 씹으면 구취가 사라지는 것은 껌의 성분 때문만은 아니다. 물론 껌에는 자일리톨이나 플라보노이드 등의 구취 제거 성분이 함유되어 있다. 그러나 그 이상으로 효과적인 것은 껌을 씹을 때 분비되는 타액이다.

실제로 타액에는 강력한 살균 효과가 있다. 타액이 분비되면 입 안이 살균되고, 자정 작용으로 인해 냄새의 원인도 깨끗이 제거되는 것이다. 껌은 그러한 효과적인 타액 분비량을 증가시킨다. 타액이 증가하면 세균 번식이 억제되고 냄새를 방지해 준다. 하지만 일반 껌에는 당분이 다량 함유되어 있어 구취 예방보다 오히려 충치가 생기기 쉬우므로 무설탕 껌을 애용하도록 하자.

꼭꼭 씹어서 충치 예방

음식을 먹은 후에 양치질을 하면 충치를 예방한다는 것은 말할 필요도 없이 중요한 사실이다. 세균이 부착되어 산성화된 입 안을 가급적 빨리 청결히 하지 않으면 치아가 부식되어 충치가 된다. 우리 입 안에는 산성화되는 것을 방지해 주는 아군이 있는데, 그건 바로 구취 예방 효과도 뛰어난 타액이다.

타액에 포함된 중탄산염이라는 성분은 산을 중화시키는 작용을 한다. 또한 부식된 치아를 석회화하는 효과도 있다. 인간의 몸은 먹으면서 충치를 예방할 수 있는 구조로 되어 있는 것이다. 따라서 음식을 제대로 씹지 않으면 타액이 제대로 분비되지 않아 충치가 생기기 쉽다. 다이어트 때와 마찬가지로 한 번에 최저 30회 정도 씹도록 하자. 오래 씹으면 타액에 각종 효소가 나와 소화 흡수에도 도움이 된다. 물도 조금씩 천천히 마시는 것이 좋다.

충치 예방에는 식이섬유가 효과적

충치 예방에 효과가 있는 타액이 잘 분비되게 하려면 몇 가지 요령이 있다. 타액은 많이 씹을수록 잘 분비되므로, 필연적으로 많이 씹어야 하는 음식을 먹으면 된다. 가장 좋은 것은 식이섬유가 함유된 식품이다. 부드러운 음식을 먹으면 잘 씹지 않고 삼키게 되는데, 식이섬유가 다량 함유된 식품은 딱딱한 섬유가 있어서 제대로 씹지 않으면 삼키기 어렵다. 현미나 우엉, 무말랭이 등 씹는 맛이 있는 식품을 많이 먹도록 하자.

한쪽으로 씹는 것은 금물

입 안에 넣은 음식물을 양쪽 치아를 이용해 씹는 사람은 의외로 드물다. 주의하지 않으면 한쪽으로만 씹기 쉬운데, 이것은 충치의 원인이 되기도 한다. 잘 씹는 쪽 치아에 충치가 잘 생길 것 같지만, 오히려 안 씹는 쪽 치아에 충치가 생기기 쉽다. 충치를 예방하려면 양쪽 치아로 꼭꼭 씹어서 입 안 전체에 타액을 분비시키는 것이 좋다. 또한 한쪽으로만 계속 씹게 되면 미각이 균형을 잃어, 반대쪽으로 씹어도 맛을 잘 못 느끼는 폐해가 발생하므로 주의하자.

제11장

부기 & 변비

가을에서 겨울은 따끈따끈하고 먹음직스러운 황금색 군고구마의 계절이라고 할 수 있는데, 군고구마는 맛뿐 아니라 식이섬유도 풍부하여 변비가 있는 사람에게 더없이 좋은 간식이다. 군고구마를 맛있게 먹으려면 우유와 함께 먹는 것이 좋다. 우유는 고구마에 부족한 단백질과 당질을 보충해 주며, 군고구마가 목에 걸리는 것도 막아 준다. 뜨거운 고구마와 찬 우유는 궁합이 잘 맞는다.

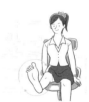

부기

밤에 과다한 수분 섭취는 금물

과음을 한 다음날 아침에 일어나면 얼굴이 부어 있을 때가 많다. 알코올을 마시면 혈액의 침투압이 상승하여 혈관 밖으로 수분이 쉽게 빠져 나가기 때문이다. 하지만 아침에 얼굴이 붓는 것은 알코올의 영향도 있지만, 밤에 수분을 과다하게 섭취하는 것이 그 원인 중의 하나가 된다.

여름에는 땀을 많이 배출하므로 물이나 음료 등으로 수분을 보충하는 것이 중요한데, 이때 유의할 점은 수분을 섭취하는 시간과 양이다. 낮에는 활동량이 많으므로 충분한 양의 수분을 섭취하는 것이 좋지만, 밤에 수분을 과다하게 섭취하면 다음날 몸이 붓기 쉽다. 수분 보충은 낮에는 충분히, 밤에는 적당히 하는 것을 잊지 말자.

얼굴 부기를 빼는 세안법

잘 붓고 피곤해 보이는 얼굴을 건강하고 활기찬 얼굴로 바꾸고 싶다면 매일 세안 시 조금만 정성을 들이면 된다. 미지근한 물과 찬물을 준비하여 계속 교대로 세안하는 것이다. 얼굴의 모세혈관이 온도 차이로 자극을 받아 혈액순환이 좋아지고, 피부의 신진대사도 향상된다. 그러면 부기가 빠지고 건강하고 탄력 있는 얼굴이 되는 것이다.

세안 후에는 손이나 화장솜에 화장수를 듬뿍 묻혀서 얼굴에 대고 세게 두드린다. 이 자극도 혈액순환을 원활히 하여 탄력 잃은 얼굴에 활기를 불어넣는 방법이다.

눈꺼풀이 부으면

컴퓨터 모니터를 오랫동안 보거나 서류나 책을 장시간 읽는 경우, 모든 피로는 눈에 집중된다. 눈의 피로를 풀지 않은 채 잠들면 아침에 눈앞에 별이 떠다니거나 눈꺼풀이 붓는 경우도 있는데, 이때는 일단 부기를 제거해야 한다.

아침에 눈을 뜨자마자 눈썹 아래쪽 눈이 움푹 들어간 부위를 손가락으로 나선을 그리듯, 눈머리에서 눈꼬리를 향해 마사지한다. 10회 정도 반복하는데, 양손으로 동시에 하면 금세 끝낼 수 있다. 아래 눈꺼풀도 같은 방법으로 10회 반복하자. 그러는 동안 멍한 머리도 맑아지고 졸음도 멀리 달아날 것이다.

몸을 조이는 옷은 금물

전신의 혈액순환을 방해하고 부기를 일으키는 원인 중 하나가 몸에 꽉 끼는 의복이다. 여성의 코르셋 등이 그 대표적인 예로써, 매일 착용하면 몸이 쉽게 붓게 되므로 보정 속옷은 착용 회수를 줄이는 것이 좋다. 보정 속옷을 착용하지 않는 사람도 상의 목둘레나 하의 허리둘레, 양말 목둘레 등 몸을 조이는 부분을 점검해 보자. 몸에 자국이 남아 있다면 좋지 않은 것이다.

조이는 곳은 때때로 느슨하게 해주고, 사이즈도 바꾸어 혈액순환이 원활히 이루어지도록 하는 것이 중요하다. 한의학에서는 불통즉통不通則痛이라 하여 기혈의 흐름이 나빠질 때 통증이 일어난다고 하였다. 통기通氣가 잘 되는 한복을 보면 선조들의 양생 철학이 의복에까지 닿아 있음을 알 수 있다.

하반신 부기 해소에 효과적인 방법

하루 종일 앉아서 일을 하다 보면 특히 하반신이 무겁거나 붓는 경우가 있다. 다리가 붓는다는 것은 간단히 말하면 신체의 가장 아래 위치한 다리가 피로하여 혈액순환이 좋지 않은 상태를 가리킨다. 따라서 다리의 부기를 빼주려면 혈액순환을 원활히 해주는 것이 급선무인데, 이런 불쾌한 부기를 해소하는 방법으로서 하반신을 움직이는 것이 가장 효과적이다.

하반신 운동으로는 계단을 왕복하는 것이 좋다. 엘리베이터나 에스

컬레이터가 있어도 계단을 이용하자. 계단을 오를 때에는 정맥이 빨라져 전신의 혈액순환이 좋아진다. 발끝에 모여 있던 수분과 혈액도 골고루 퍼질 것이다. 만약 퇴근 시간 후라면 아무도 없는 사무실에서 책상 위에 다리를 올려놓아 본다. 다리도 편해지고 사장이라도 된 듯한 기분이 될 것이다.

그러나 모두 퇴근할 때까지 기다리는 것보다 빨리 화장실을 찾는 것이 현명한 방법이다. 화장실을 찾았으면 우선 세면대를 향해 똑바로 선다. 한 손은 세면대를 잡고 다른 한 손은 같은 쪽 발목을 잡고 무릎을 굽혀 뒤로 올린다. 이때 몸을 지탱하는 다리의 발끝으로 선다. 손을 바꿔 반대쪽도 마찬가지 방법으로 좌우 3회씩 반복한다. 하반신 전체 혈액순환이 원활해져 다리의 부기도 자연스럽게 빠지게 된다.

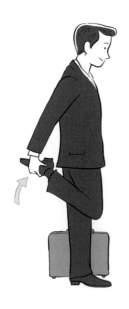

허벅지 부기 제거

유난히 걷는 양이 많은 날에는 허벅지가 부어서 편히 잠을 이루지 못한 경험이 누구에게나 있을 것이다. 아무리 피로회복 방법을 많이 알고 있고, 회복을 위해 노력한다 하더라도 이미 다리가 부을 때로 부어 버렸다면 늦다. 걷고 난 직후에 손을 쓰는 것이 중요한데, 대퇴사두근大腿四頭筋을 늘리는 스트레칭을 간단하게 해두는 것이 좋다. 대퇴사두근이란 넓적다리 앞쪽에 있는 근육을 말한다. 다리 중에서도 커다란 비중을 차지하는 근육이므로, 서 있거나 걸어다닐 때 늘어났다 줄어드는 운동을 반복한다. 이 대퇴사두근은 피로해지기 쉬운 근육이므로 스트레칭으로 바로 풀어 주는 것이 중요하다.

우선 똑바로 서서 한쪽 다리의 무릎을 굽히며 뒤로 올린다. 몸의 균형을 유지하면서 올린 다리의 발끝을 양손으로 잡고 발뒤꿈치를 천천히 엉덩이에 갖다댄다. 이 스트레칭으로 대퇴사두근이 자연스럽게 늘어날 때의 시원한 느낌을 맛볼 수 있다. 다리가 편해질 때까지 좌우 교대로 실시한다.

종아리의 부기 제거

장시간 서 있을 때 가장 부담이 가는 곳은 바로 종아리다. 계속 서 있게 되면 혈액순환이 나빠져 다리, 특히 종아리 부위에 혈액이 몰리게 된다. 이는 여성에게 있어 치명적인 문제가 아닐 수 없다. 하루 종일 서서 일하는 경우 다리의 피로를 제대로 풀어 주지 못한다면 다리가 부어 소위 말하는 '무 다리'가 되고 마는 것이다. 서서 일하는 시간이 많은 사람에게는 선 채로 발등을 이용한 지압법을 권하고 싶다. 지압 방법은 매우 간단하다.

선 채로 한쪽 발등을 이용하여 반대쪽 다리의 종아리에 있는 승산 承山이라는 지점을 눌러 준다. 승산은 종아리의 가장 두꺼운 부분 중앙에 있으므로 이곳을 세게 눌러 지압하자. 반대쪽 다리도 교대로 15~20회 정도 반복한다. 어느새 혈액순환이 좋아지고 하반신이 가벼워질 것이다.

타월을 이용한 스트레칭

평소에 안 하던 육체노동으로 발과 종아리가 퉁퉁 부었을 때에는 잠자리에 들기 전 타월을 이용한 체조로 부기를 제거하자. 위를 향해 누운 다음 한쪽 다리를 올리고, 발바닥의 오목한 부분에 타월을 걸고 양손으로 잡아당긴다. 이때 머리를 살짝 들어 상체의 무게로 타월을 아래로 끌어당긴 다음 정지한다. 발바닥 근육을 늘려 주는 것이 목적이므로 무릎이 구부려지지 않도록 주의하자. 무릎 뒤쪽이 당기게 되므로 처음 정지는 15초 정도가 적당하고, 점차 시간을 연장해 가는 것이 좋다.

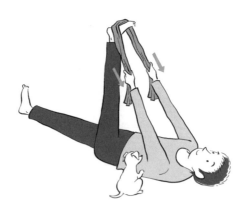

발끝으로 부기 해소

발의 부기가 신경 쓰일 때에는 잠시만 짬을 내서 의자에 앉아 할 수 있는 간단한 운동으로 부기를 해소해 보자. 이때 구두를 벗고 하는 것이 더욱 효과적이다. 우선 발끝을 바닥에 대고 발뒤꿈치는 든다. 그대로 발끝만으로 바닥을 툭툭 두드리면 되는데, 좌우 20회씩 반복한다. 그 다음 발끝을 들고 발뒤꿈치만으로 두드리는 동작을 20회씩 좌우 교대로 실시한다.

이때 배꼽 아래 단전에 의식을 집중시키자. 다리의 피로를 푸는 동시에 내장의 움직임도 원활하게 만드는 간단한 치료법이다. 앉아서 하는 탭댄스라 생각하고 리듬감 있게, 신나게 해보자.

발목 돌리기

장시간 앉아서 작업을 하는 사람은 발이 붓기 쉬운데, 부은 발로 앉아 있는 것도 커다란 곤욕이다. 이런 때에는 업무 중에도 간단히 할 수 있는 스트레칭을 해보자. 우선 신발을 벗고 의자에 앉아 한쪽 다리를 들고 발목을 2~3회 돌린다. 그 다음 반대 방향으로 2~3회 돌리고, 계속해서 반대쪽 발목도 같은 방법으로 돌리기만 하면 된다. 발목 회전 운동으로 발의 근육을 움직이면, 발에 쌓여 있던 불필요한 수분이 심장으로 복귀되어 한결 편해진다. 발이 붓지 않았을 때에도 가끔 발목 돌리기를 해주면 부기가 예방되므로 발목 돌리기를 습관화하는 것이 좋다.

염분의 과다 섭취에 주의

냉방이 강한 곳에 오래 있으면 체온이 떨어질 뿐만 아니라 혈액순환이 나빠져 몸이 쉽게 붓는다. 따라서 여름에는 덧입을 수 있는 옷을 하나 갖고 다니는 것이 부기를 예방하는 좋은 방법이다. 그러나 손발뿐 아니라 전신이 부을 때에는 식생활을 조금 바꿔 보자.

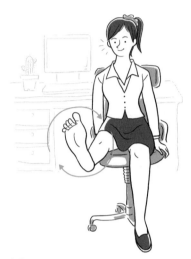

여름에는 맵거나 염분이 많은 음식을 먹을 기회가 많은데, 이런 경우 자신도 모르게 염분을 과다 섭취하고 있을 가능성이 높다. 염분에는 수분을 끌어 모으는 성질이 있어 과다하게 섭취하면 수분이 제대로 배출되지 못하고 몸에 쌓이게 된다. 따라서 염분을 줄이는 것이 부기를 예방하는 방법이기도 하다. 이를테면 우리가 흔히 먹는 라면의 분말 스프에는 맛을 내기 위해 염분 함량이 아주 높으므로 분말 스프의 양을 조금 줄이도록 하자.

하반신 부기 예방법

'예방보다 좋은 치료는 없다' 는 말이 있는데, 피로도 마찬가지로 미리 예방해 두는 것이 가장 좋다. 그렇다고 일이 산더미처럼 쌓여 있는 사람에게 적당히 쉬면서 하라고 말할 수는 없는 노릇이다. 장시간 책상 앞에 앉아서 하는 업무에는 어깨 결림과 함께 2대 천적이 있는데, 바로 다리의 부기와 피로다. 다리는 하루 종일 의자 아래로 내려져 있기 때문에 오후가 되면 발이 부어 신발이 꽉 끼는 경우가 많다.

이를 방지하기 위한 예방책은 업무 중에는 발가락 사이에 솜을 끼워 발가락을 전부 벌린 상태로 두는 것이다. 이것만으로도 피로의 정도가 달라진다. 단 발가락 사이가 벌어진 만큼 신발 사이즈도 커져야 하므로 사무실용 신발은 넉넉한 사이즈로 장만해 두고 출퇴근 시 갈아 신도록 하자.

평소에 근력을 키우자

장시간 서 있거나 계속 앉아 있으면 다리가 쉽게 붓는 사람이 있는가 하면 잘 붓지 않는 사람도 있다. 이는 다리의 근력 차이라고 할 수 있다. 다리의 세포조직에 쌓인 수분은 림프관에 의해 운반되는데, 근육의 움직임이 활발한 사람일수록 림프액의 흐름이 원활하다. 요컨대 평소에 다리 근육을 자주 움직여 단련시키면 잘 붓지 않는 다리가 되는 것이다. 전철이나 버스 좌석에 앉아 있을 때 또는 사무실 의자에 앉아 있을 때 등 기회가 있을 때마다 두 다리를 붙이고 발뒤꿈치를 올렸다 내렸다 해보자. 평소에 이런 동작을 반복함으로써 종아리 근육을 단련시켜 두면 잘 붓지 않을 뿐만 아니라 미끈하고 튼튼한 다리의 소유자가 될 것이다.

붓는 체질을 개선하는 식품

몸이 잘 붓는 사람은 체내 수분을 밖으로 배출하는 기능이 원만하지 못한 경우가 많다. 이런 경우에는 수분대사를 원활하게 해주는 식품을 섭취하는 것만으로도 많은 효과를 볼 수 있다. 붓는 체질을 개선해 주는 영양소는 비타민B군, 비타민C, 비타민E의 세 종류다. 이들 비타민은 체내에 흡수된 영양을 에너지로 변환시키고 혈액순환을 원활히 하는 등 체내 순환을 유연하게 하는 작용을 한다. 비타민B군이 풍부한 식품에는 배아미胚芽米 · 치즈 · 돼지고기 등이 있다. 비타민C는 녹황색 야채 · 귤 등에, 비타민E는 현미 · 대두 · 깨 등에 다량 함유되어 있다. 이러한 식품들을 골고루 섭취하여 잘 붓지 않는 체질로 몸을 업그레이드하자.

옥수수수염 차

한의학에서는 전혀 생각지도 못했던 것의 약효를 발견하여 약재로 쓰는 경우가 허다하다. 서양에서도 약초 연구가 의학 진보의 시초였던 만큼, 식물이 인간에게 주는 이로움은 고대부터 전해 내려온 것들이 많다. 그중 옥수수수염차는 체내 수분을 제거해 주는 이뇨 효과로 유명하다. 부기란 체내 수분대사가 원만하지 못할 때 일어나는 현상으로, 방치해 두면 피로가 풀리지 않고 점점 쌓이게 된다. 부기가 심한 사람은 옥수수수염 20g에 500cc의 물을 넣고 반으로 줄어들 때까지 삶은 다음 하루 세 번씩 마시면 효과를 볼 수 있다.

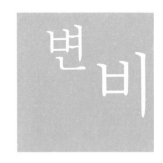

변비에 효과적인 복근운동

변비로 인한 증상에는 여드름 · 피부 트러블 · 비만 등이 있는데, 식사 내용이나 불규칙한 생활 습관 등이 원인이라면 반드시 이를 개선해야만 고칠 수 있다. 그러나 만성변비의 원인 중에는 정신적인 것도 있다. 예를 들어 매일 아침 원활하던 배변이 여행지에서는 신통치 않다거나 하는 경우가 그렇다. 낯선 환경으로 인한 긴장, 즉 스트레스가 장의 움직임을 둔화시켜 버리는 것이다. 하지만 이런 일시적 상황이 일상생활로 복귀한 후에도 계속되는 경우가 있으므로, 일시적인 변비가 만성이 되지 않도록 바로 고치는 것이 좋다.

흐트러진 장의 리듬은 몸을 움직임으로써 바로잡을 수 있으므로, 변의가 느껴지지 않는 아침에는 리듬을 되찾기 위한 스트레칭을 권할 만하다. 바닥에 앉아 양손을 뒤로 하고, 양다리를 모아 바닥에서 약

45도 정도 올린다. 평균대 경기에서 흔히 볼 수 있는 V자 밸런스 포즈다. 자세를 30초 정도 유지한 후 천천히 다리를 내린다. 이 동작을 반복하면 곧 뱃속에서 장이 운동하기 시작하는 소리가 들려올 것이다.

변비에 효과적인 제자리걸음

운동 부족으로 인한 변비에는 집 안에서도 가능한 제자리걸음이 효과적이다. 제자리걸음은 제자리에서 천천히 걷기만 하면 된다. 가능한 무릎을 높이 들고 팔을 흔들며 걷는 것이 요령이다. 변비를 해소하려면 복부를 자극하여 장의 연동운동을 활발히 하는 것이 가장 중요한데, 무릎을 높이 들어 장 주변을 자극한다는 생각으로 걷는 것이 효과적이다. 또한 복식호흡을 하며 걸으면 복근이 단련되어 더욱 효과적이다. 몸에 열이 날 때까지 복부에 의식을 집중하고 걸으면 변비로부터 탈출할 수 있을 것이다.

목욕 후 오일 마사지로 변비 해소

변비 해소를 위한 마사지는 목욕 후 몸이 가장 편안한 상태에서 하는 것이 제격이다. 흥분을 진정시키는 라벤더 에센셜오일을 이용하여 복부 마사지를 하면 스트레스성 변비에 효과적이다. 에센셜오일은 원액 그대로 사용하지 말고 호호바오일로 희석하여 사용한다. 호호바오일 20ml에 라벤더 에센셜오일 몇 방울을 떨어뜨려 마사지한다.

군고구마와 우유 세트

가을에서 겨울은 따끈따끈하고 먹음직스러운 황금색 군고구마의 계절이라고 할 수 있는데, 군고구마는 맛뿐 아니라 식이섬유도 풍부하여 변비가 있는 사람에게 더없이 좋은 간식이다. 군고구마를 맛있게 먹으려면 우유와 함께 먹는 것이 좋다. 우유는 고구마에 부족한 단백질과 당질을 보충해 주며, 군고구마가 목에 걸리는 것도 막아 준다. 뜨거운 고구마와 찬 우유는 궁합이 잘 맞는다.

변비에는 허브차가 특효약

어떤 방법을 동원해도 변비가 낫지 않아 약에 의존할 수밖에 없는 상황이라면, 일단 허브차를 마셔서 상태를 지켜본 후에 약을 먹도록 한다. 향도 좋고 맛도 좋은 허브차는 혼합 방법에 따라 변비를 해소해 주는 위력을 발휘하기도 한다. 말로우·펜넬·페퍼민트·로즈를 믹스한 허브차의 경우, 말로우와 펜넬은 장을 자극하고 페퍼민트는 장을 정돈하며 로즈는 호르몬의 밸런스를 조정한다. 밤에 허브차를 마신 뒤 다음날 아침 조금 일찍 일어나 화장실에 가보자. 장이 본래의 리듬을 되찾을 수도 있다.

설사에는 걸쭉한 야채 수프를

변비도 괴롭지만 설사는 더욱 괴롭다. 몸이 지칠 뿐 아니라 탈수 증상으로 체력이 현저히 저하되므로, 배탈이 났다 싶으면 우선 수분을 다량 섭취하는 것이 중요하다. 이때 수분을 섭취할 때에는 장을 자극하지 않도록 차가운 음료는 피하고 따뜻한 차나 물을 마시도록 하자. 만약 무언가를 먹어야 한다면 냉장고에 있는 야채를 잘게 썰어 부드러운 야채 수프를 만들어 먹는다.

야채 수프는 수분과 함께 체내에서 빠져 나간 칼륨도 보충해 준다. 야채 수프는 배탈이 났을 때 가장 좋은 음식이라고 할 수 있다. 또한 음식을 먹을 때에는 천천히, 시간을 들여서 먹는 것이 중요하다. 조금씩 먹게 되면 위에 대한 부담은 줄어든다.

변비에는 사과껍질

사과를 먹을 때 보통 껍질을 깎아 먹는 경우가 많은데, 사실 사과껍질에는 중요한 영양소가 다량 함유되어 있다. 수용성 식이섬유 펙틴은 사과 알맹이보다 껍질에 더 많이 함유되어 있다. 펙틴은 식이섬유이므로 변비를 예방할 뿐만 아니라, 장벽을 보호하는 성질이 있어 설사에도 효과적이다. 따라서 사과를 먹을 때에는 잘 씻어서 껍질째 먹도록 하자. 그리고 그대로 먹는 것보다 갈아 마시는 것이 정장작용이 높으므로, 변비나 설사 시에는 껍질째 갈아 마시도록 하자.

변비에 효과적인 지압 ①

변비에 걸렸을 때에는 복부의 지압점을 자극해 보자. 위장 운동을 활발히 해주는 지압점은 배꼽 주위에 집중되어 있으므로 이 부분을 손가락으로 눌러 자극한다. 천장을 향해 누운 자세에서 하는 것이 가장 좋다. 아침식사 후 똑바로 누워 배꼽 주변을 누르면 장이 운동을 시작하여 변비가 해소된다. 시간적 여유가 있는 주말 아침에 하는 것이 좋다. 익숙해지면 바쁜 평일 아침에도 조금 일찍 일어나 지압점을 자극하면 아침마다 화장실 가는 습관이 몸에 배어 가뿐하게 하루를 시작할 수 있다.

변비에 효과적인 지압 ②

사람에 따라 변비의 원인은 달라도 변비로 인한 불쾌감은 모두 같을 것이다. 또한 약에 의존하고 싶지 않다는 것도 공통적인 생각일 것이다. 변비를 해결하려면 올바른 식습관 및 배변 습관을 기르는 것이 가장 중요하다. 이와 더불어 신체 밸런스를 정돈하는 지압요법을 이용하는 것도 좋은 방법이다.

변비에 효과적인 지압점은 골반 바로 위, 등뼈 양측에 있는데, 위에서 말한 배꼽 주위가 위장과 연결된 데 견주어 이곳은 대장의 운동을 돕는 지압점이다. 똑바로 서서 허리 뒤에 손을 대고, 지압점에 양 엄지가 닿도록 조절하여, 엄지에 힘을 주고 30초간 지압한다. 이것을 하루 5~6회 반복한다. 이때 상체를 젖혀 위장 운동을 돕는 스트레칭을 하면 효과는 배로 증가한다. 특히 대장 운동이 둔하여 변비에 걸린 사람에게 적극 추천한다.

변비에 효과적인 지압 ③

변비에 걸렸을 때 어디에서나 간단히 할 수 있는 지압요법이 있다. 위장 운동을 활발히 하는 지구支溝라는 곳을 지압하면 되는데, 이 지구는 손목 가까이 위치한다. 손목을 뒤로 젖히면 주름이 생기는데, 이 주름에 새끼손가락을 대고 그대로 네 손가락을 팔에 붙인다. 이때 검지가 닿는 부분이 지구다. 지구의 위치를 찾았으면 반대쪽 손의 엄지를 지구에 대고 다른 손가락은 팔을 잡는다. 엄지에 천천히 힘을 주고 약간 아플 정도로 자극한다. 한참 자극한 다음 반대쪽 팔도 같은 방법으로 지압한다. 총 5~6분 정도 천천히 좌우 지압을 반복한다. TV를 보면서, 혹은 업무 도중에도 할 수 있는 간단한 방법이다.

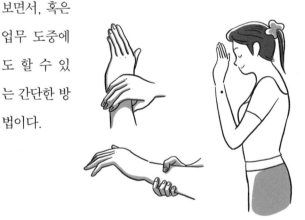

제12장

입욕 & 수면

코를 골지 않을 때에는 얕은 수면인 램수면과 깊은 수면인 논램수면이 교대로 4~5회 반복된다. 그러나 코를 골게 되면 논램수면에 들어가기 전에 불편한 호흡으로 쉽게 잠을 깬다. 잠자기 전 알코올을 삼가고, 방 안은 건조하지 않도록 신경 쓰는 것이 코골이 예방의 중요한 포인트이다.

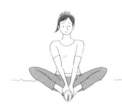

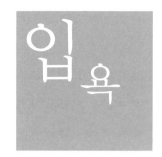

5분 입욕 3분 휴식

대중목욕탕에 가면 뜨거운 물에 목까지 담그고 얼굴만 내민 채 피로를 풀기 위해 앉아 있는 사람이 많다. 그러나 옳지 않은 입욕 방법은 오히려 심신의 피로를 더하고 현기증 등을 유발할 수도 있다.

피로를 풀기 위한 효율적인 방법은, 한 번에 장시간 탕 속에 앉아 있는 것보다 5분간 입욕 후 3분간 휴식을 취하고, 다시 5분 입욕을 여러 번 반복하는 것이다. 물의 온도에 따라 다르지만 40℃ 정도에서는 이 간격이 혈액순환을 원활히 하고 피로회복에도 효과적이다.

피부가 가려울 때는 너무 자주 씻지 않기

겨울철에는 피부가 거칠어지고 가려울 때가 있다. 여름에는 괜찮은데 겨울만 되면 거칠어지는 이유는 중 하나는 겨울철 건조한 공기 때문이다. 공기가 건조해지기 쉬운 겨울에는 피부도 건조해져서 표면이 파괴되고 자극 받기 쉬운 상태가 된다. 따라서 겨울에 피부가 건조하여 가려운 사람은 보습 효과가 있는 크림 등을 발라 피부 표면을 보호하는 것이 중요하다.

또한 겨울철 피부를 보호하기 위해 주의할 점은 피부를 세게 문질러서 닦지 않는 것이다. 피부를 너무 세게 문지르면 우리 몸을 보호하는 각질층이 파괴된다. 이로써 피부는 더욱 건조해지고 자극에 약해지는 것이다. 피부의 더러움을 씻어 주는 것은 거품이다. 세게 문지르지 않아도 비누 거품을 충분히 내서 부드럽게 문지르는 것만으로 피부의 더러움은 충분히 제거된다.

목욕물 온도

입욕으로 하루의 피로를 말끔히 씻기 원한다면, 물의 온도는 사람의 체온인 38℃ 정도가 적당하다. 왠지 뜨거운 물에 피로가 더 잘 풀릴 것 같은 생각이 들지만, 실제로 뜨거운 물은 우리 몸을 깨워 주는 교감신경의 운동을 활발히 하기 때문에, 아침 샤워 시에는 좋지만 피로회복과는 거리가 멀다. 하루를 마감하는 저녁 시간, 욕조에 몸을 담그고 천천히 쉬길 원한다면, 몸의 긴장을 풀어 주는 부교감신경이 활발하게 운동할 수 있도록 미지근한 물을 선택하자. 욕조 안에서 몸을 움직이면 물의 저항력으로 스트레칭 효과가 상승된다.

또한 땀을 내고 피로를 풀려면 흔히 반신욕이 좋다고 하는데, 신진대사의 작용이 원활하지 않아 반신욕으로 좀처럼 땀이 나지 않는 사람은 목욕물의 온도를 서서히 올리는 입욕 방법이 좋다. 입욕 시간은 15~20분이 적당하고, 물의 온도는 조금 뜨거운 정도까지 서서히 올려 준다. 이로써 신진대사가 원활하지 못한 사람도 충분히 땀이 날 것이다. 노폐물도 씻어내고 피로도 풀 수 있다. 단, 무리는 하지 않도록 한다. 그리고 입욕 후 충분히 수분을 보충하는 것도 잊지 말자.

욕실 향기는 통일한다

은은한 향기가 나는 욕조 안에서 하루 일과를 정리하는 시간은 무엇과도 바꿀 수 없는 소중한 것이다. 그러나 샴푸나 린스, 바디샴푸 등의 향기가 각기 다르다면 기대하는 만큼의 효과를 얻을 수 없다.

가장 이상적인 것은 입욕제나 샴푸 · 린스를 동일한 상품으로 구비하는 것이다. 그러나 그게 어렵다면 상표가 다르더라도 가령 후로랄 계열과 우드 계열 등 같은 계열의 향으로 통일시키자. 그렇다고는 해도 몸에 맞는 제품과 맞지 않는 제품이 있으므로, 향을 우선으로 선택할 수 없을 때에는 로즈나 라벤더 등 진정 효과가 있는 향끼리 함께 사용하는 것도 괜찮다.

족욕의 효과

전신의 각 부분에 대한 지압점이 밀집되어 제2의 심장이라고도 불리는 곳이 발이다. 따라서 발을 뜨거운 물에 담그는 족욕만으로도 지압점을 자극하여 전신의 밸런스를 정비할 수 있다. 최근에는 전용 기계가 시중에 판매되고 있지만 큰 대야 하나만으로도 충분하다.

피부가 붉어질 정도의 약간 뜨거운 물에 발목까지 넣는다. 이때 의자에 앉은 자세로 하는 것도 괜찮다. 7~8분 정도 경과하면 보통 전신에 땀이 나기 시작하는데, 몸에 피로가 쌓였거나 밸런스가 무너진 경우에는 1시간이 지나도 땀이 잘 나지 않는 경우가 있다. 그런 때에는 땀이 날 때까지 계속하자. 점차 물이 식으므로 뜨거운 물을 준비하여 갈아 주면서 적정 온도를 유지하자.

찬물 목욕 건강법

찬물 목욕을 하면 젊고 아름다워진다는 연구 결과가 나왔다. 런던의 연구 팀에 따르면 찬물 목욕은 신진대사를 활발히 하고 인체에 유익한 효과를 주는 것으로 밝혀졌다. 찬물 욕조에 몸을 담그면 백혈구가 증가하여 병에 대한 면역력이 향상되고, 또한 혈액순환이 원활해지며 호르몬 작용이 활발해져 몸이 젊어진다고 한다. 연구팀이 1년 동안 실험해 본 결과, 실험에 협조한 사람들 대다수가 정신적으로 안정되고 병에 잘 걸리지 않게 되었다고 한다. 또한 피부도 젊어지고 머리카락이나 손톱도 빨리 자라게 되었다는 결과가 나왔다.

연구팀은 그 이유에 대해 다음과 같이 설명한다. 피부가 찬물에 닿으면 체온 조절 기능이 작용하여 피부 밑 혈관이 수축된다. 그러면 혈액이 몸 중심으로 모이게 되는데, 이에 따라 대량의 산소가 효율적으로 전신에 운반되어 신진대사가 활발해진다는 것이다.

이 찬물 목욕 건강법은 매우 간단하다. 18℃ 이하의 찬물 욕조에 발을 먼저 담그고 서서히 몸을 적응시키면서 허리까지 담근다. 다음은 10~20분 정도 담그고 있으면 된다. 그러나 이 방법에 위험이 따른다는 것을 간과해선 안 된다. 특히 심장병이나 고혈압 환자는 피해야 한다. 건강한 사람이라도 무리하지 말고 28℃ 정도의 미지근한 물에서 시작하여 점차적으로 온도를 낮춰 가는 것이 좋다.

효과적인 사우나 방법

사우나에는 다양한 효과가 있는데, 의외로 올바른 사우나 방법을 모르는 사람이 많다. 다량의 땀을 흘리는 사우나는 땀샘이나 피지선의 더러움을 씻어낼 수 있고, 온열 효과에 의해 모세혈관이 확장되어 혈액순환이 활발해진다. 사우나로 한 번에 많은 양의 땀을 배출하면 피로가 풀릴 것 같지만 이는 잘못된 상식으로, 오히려 더 피곤해질 수도 있다. 효율적인 사우나 방법을 알아두어 실제에 적용하도록 하자.

우선 사우나에 들어가기 전, 따뜻한 물에 몸을 담그고 체온을 상승시켜 두면 땀이 쉽게 배출된다. 욕탕에서 나오면 수분을 닦은 후에 사우나에 들어가자. 몸이 젖은 상태에서는 사우나 효과가 떨어진다. 사우나 안은 계단식으로 되어 있는 경우가 많은데 상단과 하단의 온도 차가 의외로 크다. 계단에 앉아 있다 보면 발은 그다지 뜨겁지 않은데 머리만 후끈해지게 되므로, 가능한 몸을 옆으로 눕혀 발과 머리의 온도 차를 최소화하자. 사우나를 하면 혈압과 심박수가 급속히 증가하므로 고령자나 심장 질환을 앓고 있는 사람은 하지 않는 것이 좋다.

스트레스 해소에는 약간 미지근한 온도가 적당하고, 단시간에 몸의 피로를 푸는 데에는 고온이 적당하다. 한 번에 장시간 있는 것보다 여러 차례 나누어 들어가는 것이 좋다. 건강한 사람도 장시간 있게 되면 체력이 저하될 수 있으므로 사우나 안에서는 가급적 온도가 낮은 곳에 앉는 것이 좋다.

간혹 사우나에서 나오자마자 냉탕으로 바로 뛰어드는 사람이 있는데, 이런 방법은 매우 위험하다. 자칫 쇼크사를 일으킬 수도 있다. 우선 물의 온도를 확인한 후에 너무 찬 경우에는 손이나 발만 담그는 것이 심장에 좋다. 피부의 열을 식히려면 미지근한 물로 씻도록 하자.

대부분의 사람들은 사우나의 다이어트 효과에 대해 잘못 알고 있는 경우가 많다. 사우나로는 체내 수분을 증발시킬 뿐 체지방은 연소시킬 수 없으므로, 일시적으로 체중이 감소하더라도 물을 마시면 다시 제자리로 돌아간다. 그렇다고 수분을 보충하지 않으면 탈수 증상을 일으킬 수 있으므로 유의하자. 사우나 후에는 땀을 뺀 만큼 반드시 수분을 보충하고, 최소 30분은 휴식을 취하는 것이 좋다. 즉 사우나는 신진대사를 활발히 하는 효과는 있어도 다이어트 효과는 없다고 할 수 있다.

꿀 마사지로 미백 효과

여유가 있는 주말에는 욕조에 꿀을 넣은 벌꿀 목욕을 해보자. 달콤한 향을 욕조 가득 풍기며 일주일의 피로를 말끔히 가셔 줄 것이다. 꿀에 함유된 비타민B1에는 미백 효과가 있으며, 특히 피부가 거칠어지기 쉬운 겨울철에 안성맞춤이다. 벌꿀 2큰술을 욕조에 넣고 잘 섞는다. 굳어 버린 벌꿀이 있다면 전자레인지로 잠깐 돌려 녹여서 쓰도록 하자.

땀띠에는 오이 목욕이 효과적

여름철 팔 · 다리 등에 땀띠가 났을 때에는 피부를 정돈하는 효과가 있는 오이를 목욕에 이용해 보자. 욕조에 넣을 오이의 양은 2개 정도가 적당하다. 적당한 크기로 자른 오이를 천주머니 등에 넣어서 욕조에 띄우면 된다. 땀띠뿐만 아니라 여드름이나 화상에도 효과적이다. 오이 진액을 충분히 활용하고 싶다면, 오이를 믹서에 갈아 사용하면 된다.

머리를 맑게 하는 커피 목욕

커피 목욕은 피로에 지친 두뇌를 각성시키는 효과가 있는데, 마실 때와 마찬가지로 카페인은 기분을 전환시키는 작용을 한다. 카페인은 졸음을 쫓기 위한 수단으로 널리 애용되고 있지만, 잠자기 전 입욕제로 사용하면 오히려 잠을 잘 자도록 돕는다.

입욕용 커피는 별도로 끓여 두는 것이 좋다. 굵은 원두를 평소보다 약간 진하게 1 *l* 정도 끓여 목욕물에 섞는다. 이때 원두 찌꺼기도 천주머니에 넣어 함께 욕조에 띄운다. 이런 과정이 번거로울 때에는 식용으로 사용했던 원두 찌꺼기를 천주머니에 넣고 욕조에 띄우기만 해도 된다. 원두에는 지방분이 함유되어 물이 부드러워지고 피부에도 좋은 영향을 미친다.

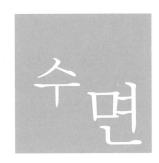

수면은 최고의 보약

인간은 인생의 약 3분의 1을 잠으로 보낸다. 인간은 왜 그렇게 잠을 자는 것일까? 수면은 피로와 스트레스를 회복시키는 아주 중요한 메커니즘이다. 잠을 자지 않으면 살아갈 수 없는 것이다. 일단 잠이 들면 인간의 체온 및 호흡수, 심박수가 감소된다. 이에 따라 내장과 근육이 휴식을 취하고 결손 부분을 보충하는 것이다. 피로하고 지쳐 있을 때 충분히 잠을 자고 나면 피로가 풀리는 것도 이러한 수면 효과 덕분이다.

감기에 걸렸거나 열이 날 때에도 잠이 오게 되는데, 이는 체내에 침입한 세균이나 바이러스가 백혈구와 싸우고 있다는 증거다. 세균이나 바이러스가 백혈구에 의해 파괴되면 무라밀펩티드라는 물질이 생성되는데, 이 물질로 인해 잠이 오는 것이다. 즉 인간의 몸은 수면에 의해 에너지 소모를 막고, 남는 에너지는 면역을 향상시켜 병에 대항하도록 만들어져 있다. 따라서 잠자는 시간이 아깝다며 잠을 안 자는 것은 너무나도 위험한 일이다. 아군과 적군을 분간 못하고 오히려 적군(즉 세균)을 돕는 꼴이니 말이다.

공복 수면이 이상적

배가 고프면 잠을 잘 수 없어서 야식을 먹고 자는 경우가 많다. 그러나 이는 좋지 않은 습관이다. 수면 시간은 오직 피로회복을 위해 충당되어야 하기 때문이다. 음식을 섭취하면 우리 몸은 소화 활동을 위해 혈액이 위나 장으로 집중되고 교감신경이 움직이게 된다. 따라서 취침 전에 음식을 섭취하게 되면 다음날을 위한 에너지 축적 대신 다른 기관이 활동하여 숙면이 어렵게 된다. 당연히 다음날 아침에는 피로가 남은 상태에서 눈을 뜰 수밖에 없다. 따라서 피로회복을 위한 수면은 공복 상태가 가장 이상적이다.

침실의 색조

최근 들어 가구와 인테리어에 대한 관심이 부쩍 증가한 가운데, 양질의 수면을 위해 침실 인테리어에 적극적으로 투자하는 사람이 많아졌다. 하루 일과의 끝에서 다음날 아침까지 긴 시간을 보내는 침실은 가능한 편안한 분위기를 연출하는 것이 좋다. 이때 인테리어 색상에도 주의를 해야 한다.

색은 인간의 정신 활동에 많은 영향을 미친다. 가령 붉은색이나 황색과 같은 난색 계열을 침구 혹은 침실 벽지에 사용하면 잠을 깊이 못 잔다. 난색은 기분을 고조시켜 심박수와 호흡수를 증가시키기 때문이다. 침실에 적당한 색은 역시 차분한 한색 계열이다. 한색 계열 중에서도 짙은 색은 긴장감을 불러일으키는데, 하늘색이나 연보라색은 마음을 치유하는 색이라 불리며 마음을 안정시키는 효과가 있다.

원색에는 사람의 마음을 밝아지게 하는 힘이 있지만, 수면 등 휴식을 취할 때에는 파스텔조의 부드러운 색조가 적합하다. 최근 색채 심리학에서는 심신이 피로할 때에는 특히 담자색이 좋다는 연구 결과가 나왔다. 또한 흰색 시트는 청결해 보이긴 하나 방 전체가 흰색이면 너무 자극이 강하다. 흰색은 태양광에 가깝기 때문에 강한 자극이 시신경을 통해 뇌에 전해져 멜라토닌이라는 수면 도입물질 생산을 저해하게 된다. 따라서 흰빛은 수면을 방해한다고 할 수 있다.

침실의 온도와 습도

쾌적한 수면을 위해서는 침실 환경을 정비하는 것이 중요하다. 우선 실내 온도가 중요한데, 여름에는 24~26℃, 겨울에는 12~14℃가 이상적이다. 실온과 더불어 습도도 매우 중요한 요소인데, 쾌적한 습도는 연간 50% 전후가 적당하다. 그 정도의 습도라면 열대야도 그리 어렵지 않게 극복할 수 있을 것이다.

또한 이불의 역할도 중요하다. 인간은 잠이 들면 체온이 점차적으로 내려가는데, 이불은 체온을 유지시켜 주는 중요한 역할을 한다. 이상적인 이불 속 온도는 33℃에서 전후 1℃다. 33℃까지 금방 올라가고 그후에 일정 온도로 보온해 주는 이불이 가장 이상적인 이불이라 할 수 있겠다. 또한 이불 속 습도도 빼놓을 수 없다. 이불 속 습도가 높아지면 땀을 흡수하기 어렵다. 쾌적한 수면을 방해하며 진드기 등이 발생하여 비위생적이다. 따라서 일주일에 한 번 정도는 햇볕에 말리는 것이 좋다.

침구 선택 방법

사람은 수면 도중 20분에 한 번 정도 몸을 뒤척인다. 이는 신체 일부의 압박으로 혈액순환이 정체되는 것을 막기 위해, 또는 열이나 수분 발산을 방해하지 않기 위해 무의식 중에 하는 생리 현상이다. 따라서 몸을 뒤척이는 데 방해가 되는 침구는 피하는 것이 좋다. 몸을 자유롭게 뒤척이지 못하면 요통 및 어깨 결림, 코골이 등을 유발할 수도 있다.

우선 베개 선택에 주의하자. 베개가 너무 높거나 낮으면 몸을 뒤척이기 어려워 숙면을 취할 수 없다. 바닥에 까는 요나 침대는 가능한 딱딱한 것이 좋다. 인간은 자연스러운 자세로 섰을 때 등골이 완만한 S자 모양이 되는데, 자고 있는 동안에도 서 있을 때와 같은 모양이 되는 것이 바람직하다. 그런데 요가 너무 푹신하면 등과 엉덩이가 가라

앉아 고양이 등처럼 부자연스러운 모양이 되고 마는 것이다. 불면증으로 고민하는 사람은 우선 침구부터 점검해보는 게 좋다.

이상적인 베개

수면 시간은 충분한데도 아침에 눈을 뜨기 어렵거나 어깨가 결린다면 베개의 높이나 모양 등에 문제가 있을 가능성이 많다. 이상적인 베개는 머리를 놓는 부분이 움푹하고 목은 딱 맞아야 한다. 자신의 베개가 이런 모양이 아니라면 지금 당장 이상적인 베개로 바꿔주어야 숙면이 가능하다.

우선 베개의 중심에 표시를 해두고 중심에서 상하좌우 3.5cm 네 지점에도 표시를 한다. 후두부를 지탱하는 네 지점에서 베개의 높이를 조정한다. 큰 바늘에 굵은 실을 꿰어 매듭을 만들고, 매듭으로부터 여성의 경우는 3~4cm, 남성의 경우는 5~6cm 지점에 표시 점을 찍어둔다. 베개에 표시한 네 점 중 한 곳에 바늘을 통과시키고 실에 표시해 둔 지점에서 매듭을 지어 고정시킨다. 네 지점 모두 같은 방법으로 매듭을 만들면 마름모 모양의 요면이 생긴다. 그 다음 머리를 놓는 부분의 베갯속을 적당히 조절하여 가장 편안하게 누울 수 있는 높이로 만든다. 베갯속 소재는 메밀껍질이나 비즈 종류 등 통풍이 잘 되는 것이 좋다.

잠옷 선택 방법

쾌적한 수면을 위해서는 잠옷 선택도 중요하다. 일단 넉넉하고 흡습성이 좋으며 통풍이 잘 되는 것을 선택하자. 여성의 경우 원피스보다 파자마가 발을 따뜻하게 하여 건강에 좋다.

잠옷의 소재는 목면이 좋다. 목면은 흡습성 및 보온성이 뛰어나 잠옷 소재로 가장 적합하다고 할 수 있다. 하지만 여름에는 마 소재의 잠옷이 좋다. 마는 흡습성 및 방습성, 통기성 등이 뛰어나 더위로 잠 못 이루는 열대야를 극복하기에 적합하다. 또한 몸에 휘감기지 않아 실온보다 시원하게 느껴지는 장점이 있다. 한편 폴리에스테르 소재는 잠옷으로 적당하지 않다. 폴리에스테르는 보온성은 있으나 흡습성이 거의 제로에 가까워 땀을 발산시킬 수 없기 때문이다.

수면 리듬

수면 중에는 램수면과 논램수면이 일정한 사이클로 반복되는데, 여기서 램수면은 얕은 잠, 논램수면은 깊은 잠을 말한다. 밤에 자는 잠은 개인 차가 있으나 일반적으로 약 90분 단위로 수면 사이클이 반복된다. 논램수면 도중 일어나면 잠에 깊이 빠져 있던 뇌가 즉시 제 기능을 발휘하지 못하는 반면, 램수면 중에 일어나면 잠이 얕은 만큼 금방 활동하기 쉽다.

대부분의 사람들은 출근 시간과 출근에 소요되는 시간을 계산하여 기상 시간을 정하는데, 기상 시간은 되도록 램수면 중일 때로 설정하는 것이 좋다. 가능한 충분한 수면 시간을 원한다면 쉽게 잠에서 깰 수 있는 램수면이 끝날 때쯤에 기상하는 것이 좋다.

우선 자신이 일어나야 할 시간에서 90분 단위로 계산하여 잠자리에 들 시간을 정하자. 만약 그렇게 했을 때에도 눈을 뜨기 어렵다면 자신의 수면 리듬은 90분보다 짧거나 긴 경우이므로 조금씩 조정하도록 한다. 논램수면에 들어가기 바로 전에 기상 시각을 설정할 수만 있다면 더 이상 수면 부족으로 인한 무기력증은 사라질 것이다.

뇌의 피로를 푸는 '신데렐라 수면'

최근에는 야행성 생활을 하는 사람이 적지 않다. 그러나 쾌적한 양질의 수면을 취하길 원한다면 적어도 자정 전에는 잠자리에 들어야 한다. 이를 '신데렐라 수면'이라고 하는데, 똑같은 시간을 자더라도 밤 12시 전에 잠자리에 들었는지 여부에 따라 수면의 질은 큰 차이가 난다.

인간의 몸에는 생체시계가 내장되어 있어서, 그 리듬에 따라 우리 몸이 움직인다. 그 리듬은 12시 전에 잠자리에 들면 깊은 잠에 빠질 수 있도록 되어 있다. 즉, 12시 이전에 잠자리에 들어야 곧바로 논램수면에 돌입할 수 있는 것이다. 늦은 새벽에 잠을 자면 바로 논램수면에 들어가지 못할 뿐 아니라 수면의 질도 저하된다.

허브의 효과

같은 차 종류지만 커피나 녹차와 달리 허브티는 수면을 돕는 효과가 있다. 허브에는 흥분된 신경을 안정시키고 마음을 평온하게 하는 작용이 있기 때문이다. 달콤한 꽃 향기를 맡으면 황홀해지고, 민트 향기를 맡으면 기분이 상쾌해진다. 실제로 허브 등의 향기에는 다양한 효과가 있으며, 이는 생리학적으로도 입증되었다.

잠을 잘 못 이루는 사람은 취침 1시간 전에 허브티를 마시는 습관을 기르는 것이 좋다. 잠자기 전 허브차를 마시면 숙면에 도움이 되고, 허브 향료를 이용한 아로마 테라피 등도 심신의 안정에 효과적이다. 또한 욕조에 허브를 넣고 목욕을 하면 피부가 매끄러워진다.

잠을 설치거나 몸이 차가운 사람은 캐모마일, 천식이나 기관지가 약한 사람은 블루멜로우, 스트레스 해소에는 로즈마리와 라벤더, 레몬밤 등의 허브차가 효과적이다. 아침에 기분 좋은 향과 함께 눈을 뜨고 싶다면 청량감이 있는 페퍼민트가 좋다. 페퍼민트 향에는 각성 효과가 있어 잠이 덜 깬 머리를 상쾌하게 만들어 주기도 한다.

계피의 수면 효과

계피는 수면을 돕는 효과가 있는데, 특히 기분이 우울하여 숙면이 어려운 경우 효과적이다. 우선 계피를 5개 정도 준비하여 끈으로 한데 묶는다. 그리고 그 위에 오일을 떨어뜨린다. 이때 사용하는 오일은 기분을 상쾌하게 하는 바닐라와 베르가모트가 적당하다. 바닐라 2방울, 베르가모트 3방울을 떨어뜨린 다음 침실 벽이나 침대 옆에 매달아 둔다. 침실 전체에 풍기는 은은한 향기가 기분을 편안하게 하여 숙면을 도울 것이다.

코골이 방지

코를 골면 주위 사람의 수면에 방해가 되는 것은 물론, 본인도 숙면이 어려워 잠에서 깨어난 뒤에도 여전히 피로감이 남게 된다. 코를 골지 않을 때에는 얕은 수면인 램수면과 깊은 수면인 논램수면이 교대로 4~5회 반복된다. 그러나 코를 골게 되면 논램수면에 들어가기 전에 불편한 호흡으로 쉽게 잠을 깬다. 잠자기 전 알코올을 삼가고, 방 안은 건조하지 않도록 신경 쓰는 것이 코골이 예방의 중요한 포인트이다.

또한 잠자는 방법에도 주의하자. 잠자는 요령은 천장을 향해 눕지 말고 옆으로 눕는 것이다. 코골이는 위를 향해 누웠을 때 혀가 기도를 막아서 생기는 것이다. 옆으로 누우면 이를 예방할 수 있다. 부드러운 매트로 몸에 대한 압력을 줄이고, 가능한 옆으로 누운 자세를 유지하도록 한다.

취침 전 인터넷은 숙면의 적

숙면의 최대 적은 뇌와 신경을 흥분시키는 것이다. 취침 전 인터넷이 가장 대표적인 예로, 밤에 인터넷을 하면 취침 준비에 돌입한 뇌가 다시 바쁘게 움직이기 시작한다. 머리를 쓰지 않고 단지 화면을 보는 것만으로도 뇌는 열심히 일을 한다. TV나 비디오를 보거나 잡지를 읽는 것도 마찬가지다. 모든 것이 숙면의 적이다.

피로를 풀기 위해서는 잠들고 나서 90분 간 깊은 수면에 들어가야 하는데, 흥분 상태에서 잠을 자면 잠들고 나서 90분간의 수면이 얕을 수밖에 없다. 취침 전에 꼭 무언가를 해야겠다면 잔잔한 음악을 듣는 등 뇌가 쉴 수 있는 방법을 택하도록 하자.

불면 해소법

마라톤 선수가 팔이나 다리 등에 가늘고 긴 반창고를 붙이고 달리는 모습을 종종 볼 수 있다. 이는 부상을 치료하기 위한 것이 아니라 자신의 능력을 최대한 발휘하기 위한 지압 자극 테이프다.

불면증을 치료하고 숙면을 유도하는 테이핑 테라피도 있다. 불면증은 낮의 피로로 목과 어깨, 등의 근육이 굳어지고 혈액순환과 림파액의 흐름이 나빠져서 생긴다. 따라서 각 부위에 시중에서 파는 반창고를 붙이면 수면에 도움이 된다. 목 뒤는 긴 반창고 세 개를 조금씩 간격을 두어 가로로 붙이고, 어깨는 사선으로 가로지르듯 세 개를 나란히 붙인다. 이것만으로 깊이, 쉽게 잠들 수 있을 것이다.

신경 안정을 위한 지압

불면증이라기보다는 정신이 말똥말똥해서 잠을 이룰 수 없을 때가 있는데, 원인은 흥분 상태로 신경이 불안정해져 있기 때문이다. 흥분 상태에 있다는 것을 자각하면 약간의 알코올을 섭취하거나 잠자리에 들기 전 가벼운 체조를 하는 것도 좋다. 그 밖에 지압점을 자극하는 방법이 있는데, 발뒤꿈치 중앙의 실면失眠이라는 곳을 눌러 주면 흥분한 신경을 안정시키는 데 효과가 있다.

양상추 주스

녹초가 되어 집에 돌아와 누웠는데 신경이 예민하여 잠을 이룰 수 없는 경우가 있다. 특히 바쁜 업무에 쫓긴 날에는 피로가 극에 달해도 신경의 흥분 상태는 계속되어 좀처럼 잠들기 어렵다. 빨리 자고 싶은 마음이 간절할수록 잠들기 어려운 법이므로, 이런 때를 대비하여 평소에 쉽게 신경이 안정되는 체질을 만들어 두는 것이 중요하다.

이러한 체질 형성에는 미네랄이 다량 함유된 양상추가 효과적인데, 그대로 먹기 어려우니 주스로 만들어 마시도록 하자. 사과 반쪽, 당근 반 개와 함께 잘 씻은 양상추 한 장을 믹서에 넣고 간다. 당근에서 단맛이 우러나므로 비만의 원인이 되는 설탕은 넣지 않아도 된다. 이 주스 한잔으로 그날 밤의 수면이 보장될 것이다.

졸음을 쫓는 운동과 지압점

따스한 햇살이 내리쬐는 오후. 그다지 급한 일이 없거나 긴장할 만한 상황이 아니라면 오후의 불청객, 졸음이 솔솔 몰려들기 시작한다. 그렇다고 업무 중 깜빡 졸다가는 무슨 험악한 꼴을 당하게 될지 모른다. 업무 중 졸음으로 머리가 멍할 때 간단하게 졸음을 쫓는 방법이 있다. 양손을 동시에 힘껏 쥐었다 펴는 동작을 20~30회 반복하는 것이다. 매우 단순한 동작이지만 의외로 졸음과 피로를 쫓는 데 효과가 있다. 손의 혈액순환도 좋아지므로 꼭 실천해 보도록 하자.

만약 당장 졸음을 퇴치하고자 한다면 중지 손톱 뿌리 양 옆을 쥐고 세게 눌러 주면 된다. 중지의 안쪽, 즉 검지 쪽 손톱 뿌리에서 약 2mm 정도 떨어진 곳을 '중충'이라고 하는데, 이곳에 졸음과 관련된 지압점이 있다. 사무실에서 뿐만 아니라 드라이브 중에도 활용하면 편리하다.

남는 시간에는 졸아라

하루에 세 시간밖에 안 잤다는 나폴레옹은 사실 졸음의 달인이었다. 실제로 졸음은 엄청난 휴식 효과가 있다는 연구 결과가 있다. 10~15분 정도의 졸음으로도 몸과 마음이 가벼워지는 경험은 누구나 있을 것이다. 현대인이 가장 효율적으로 졸 수 있는 장소는 바로 전철 안이다. 기분 좋은 진동 덕분에 편안하게 졸 수 있는 것이다. 눈을 감고 달리는 전철 소리를 들으며 아름다운 풍경 속으로 여행하는 상상을 곁들인다면 금상에 첨화일 것.

효과적으로 밤새기

상사가 들으면 노발대발할 수도 있지만, 바쁜 업무로 인해 철야 작업을 해야 할 때 졸음이 온다면 참지 말고 잠을 자는 것이 좋다. 이론적으로 잠을 자는 것이 일의 능률을 향상시키기 때문이다. 다음날이 휴일이라면 괜찮지만, 다음날도 그 다음날도 출근을 해야 하는 경우 한숨도 자지 않고 밤을 샌다면 육체도 정신도 엉망이 되고 말 것이다. 이런 때에는 두뇌 활동 사이클인 90분 단위를 이용하여 일과 휴식을 배분하여 일의 능률을 올리도록 하자.

예를 들어 60분간 일을 하면 30분간 잠을 자는 것이다. 일이 많아서 그럴 만한 여유가 없는 경우에는 80분간 일을 하고 10분간 자도록 한다. 언뜻 더 피곤해 보일 수도 있지만 이런 잠이 다음날 활력의 원천이 되는 것이다. 주의할 점은, 더 깊은 잠에 빠져들지 않도록 하기 위해 깨어날 수 있는 조치를 취해 두는 것이다. 90분 단위의 두뇌 활동 사이클을 잘만 이용하면 무겁고 둔해진 머리가 맑고 가벼워질 것이다.

제13장

스포츠 피로&
건강식

운동으로 인한 근육통 중에는 운동 직후에 멀쩡하다가도 밤이 되거나 다음
날이 되면 쑤시고 아픈 경우가 많은데, 이런 때에는 근육을 차게 하는 것
이 좋다. 원칙적으로는 운동 직후에 통증이 있거나 부을 때에는 염증이 있
으므로 일단 냉찜질을 하고, 부기가 어느 정도 가라앉으면 온찜질을 해야
한다는 것을 기억해 두자.

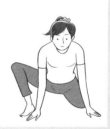

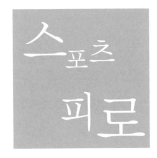

스포츠
피로

하기 싫은 운동으로는 스트레스 해소 안 된다

스트레스 해소에는 몸을 많이 움직이는 것이 좋다고 하는데, 이것은 과연 운동을 싫어하는 사람에게도 해당되는 것일까? 당연히 해당될 리가 없다. 운동은 즐기면서 하지 않으면 도리어 스트레스의 원인이 된다. 또한 즐기지 않으면 꾸준히 계속할 수도 없다. 어쨌든 스스로 좋아서 할 수 있는 운동을 선택하고, 쉽게 할 수 있는 방법을 생각하면서 시작하는 것이 중요하다.

운동을 꾸준히 지속하려면 자기만의 즐기는 방법을 찾아야 한다. 운동한 후의 상쾌함이나 만족감을 떠올리거나 목표를 달성한 후 자신에게 선물을 주는 것도 좋다. 또한 가족이나 친구와 함께 하는 것도 좋은 방법이다. 주의할 점은 필요 이상으로 하지 않는 것이다. 가령 컨디션이 안 좋은 날에도 평소와 같은 양의 운동을 하는 것은 운동에서 멀어지는 지름길이다. 억지로 무리를 하면 운동을 멀리하거나 몸에 이상이 생기는 등의 문제가 발생하기 쉽다. 운동이 역효과를 불러일으키지 않도록 전문가에게 조언을 구해 자신의 체력에 맞는 트레이닝 프로그램을 짜도록 하자.

가끔 하는 운동은 역효과

가끔이라도 좋으니까 운동을 하는 것이 좋다고 생각하는 사람이 있다. 언뜻 보면 맞는 소리 같지만 사실 여기에는 상당한 위험성이 내재되어 있다. 특히 고령이 되어 평소에 운동을 하지 않는 사람이 가끔 등산을 하거나 골프 등을 하게 되면 허리를 삐거나 늑골에 금이 가는 경우가 종종 발생한다. 다행히 그렇게 심한 부상을 입지 않더라도 만만히 보아서는 안 된다.

평소에 운동을 하지 않는 사람은 글리코겐 저장량이 감소하여 이미 피로해지기 쉬운 체질이 되어 있다. 그런데 갑작스런 운동으로 말미암아 사용한 글리코겐을 다시 비축하기 위해 혈당이 쓰여지기 때문에 운동 후 2~3일은 컨디션이 안 좋고 권태감을 느끼기도 한다. 뿐만 아니라 근육에 쌓인 노폐물도 좀처럼 분해되지 않기 때문에 한동안 피로감이 가시지 않는다.

이처럼 평소에 꾸준히 운동을 하는 사람과 하지 않는 사람은 같은 양의 운동을 하더라도 신체에 대한 데미지가 전혀 다르다. 따라서 조금씩이라도 좋으니 매일 꾸준히 운동을 계속하는 것이 중요하다. 어쩌다 한 번씩 하는 운동은 차라리 하지 않는 것이 낫다.

스포츠 피로를 빨리 푸는 방법

주말에 스포츠를 즐기는 것은 바람직한 일이지만 피로로 인해 다음 주 업무에 지장을 준다면 의미가 없다. 스포츠의 피로를 그날 풀기 위해서는, 당연한 얘기지만 우선 휴식·수면·영양을 충분히 취하는 것이 중요하다.

휴식을 취하면 운동으로 손실된 글리코겐이 재축적되어 피로해진 근육이 복귀된다. 또한 탄수화물·단백질·비타민·미네랄 등을 운동 후 30분 이내에 섭취하면 피로가 쌓이지 않는다. 식사할 시간이 없는 경우에는 맥주 등의 알코올을 섭취하지 말고 체액과 삼투압이 같고 미네랄이 풍부한 스포츠 음료를 마시도록 한다. 그리고 가장 중요한 것은, 조금씩이라도 운동을 계속하는 것이다. 꾸준한 운동이 쉽게 피로가 쌓이는 것을 방지해 주고 회복이 빠른 몸으로 만들어 준다.

근육통에는 온냉요법

오랜만에 운동을 하다 보면 종아리 등의 근육에 통증을 느끼는 경우가 발생한다. 이것은 준비 운동이 부족하거나 영양 섭취가 불균형한 탓이다. 평소에 걷는 양이 많아 다리가 잘 단련되어 있는 사람이라 하더라도, 일상생활에서 사용하는 근육과 스포츠 시 사용하는 근육은 엄연히 다르므로 근육통을 피하기 어렵다.

또한 운동으로 인한 근육통 중에는 운동 직후에 멀쩡하다가도 밤이 되거나 다음날이 되면 쑤시고 아픈 경우가 많은데, 이런 때에는 근육을 차게 하는 것이 좋다. 원칙적으로는 운동 직후에 통증이 있거나 부을 때에는 염증이 있으므로 일단 냉찜질을 하고, 부기가 어느 정도 가라앉으면 온찜질을 해야 한다는 것을 기억해 두자. 만일 운동 직후 통증이 없을 때에는 입욕 등으로 우선 근육을 따뜻하게 하는 것이 좋다. 통증이 시작되면 냉찜질을 하고, 다시 통증이 완화되면 따뜻하게 해주면 빨리 회복할 수 있다.

▶운동 후 피로의 정체는 젖산

갑자기 운동을 심하게 한다거나 근육에 무리를 가하면 근육통이 생긴다. 근육은 근세포라고 하는 근 섬유로 이루어져 있고, 하나의 근섬유는 여러 개의 근절로 나뉜다. 근절은 두 개의 필라멘트가 겹쳐 있는 것으로, 이들이 미끄러져 사이가 멀어지면 근육이 이완하는 것이고 사이가 좁아지면 수축하는 것이다. 무리한 운동을 하면 여기 사이사이에 젖산이 생성되는데, 이 젖산은 끈적끈적한 점성이 있어서 이들이 미끄러지려는 성질이 줄어든다. 따라서 이완이나 수축을 하려면 통증을 느끼게 되는 것이다. 한의학에서는 체액의 비생리적인 상태를 담痰이라 한다. 근육 속의 과도한 젖산은 바로 담을 일으키는 한 원인이 된다.

마사지의 비결

스포츠를 하고 난 후 마사지를 하는 목적은 긴장된 근육을 풀고 혈액순환을 돕기 위한 것으로, 운동으로 생긴 젖산 등의 피로물질을 제거하기 위한 것이기도 하다. 본래 마사지란 혈액순환을 원활히 하기 위한 수단으로, 심장에서 나온 혈액이 동맥과 정맥을 원활히 순환할 수 있도록 돕는 것은 물론, 내장근육 및 손발의 모세혈관에 정체되지 않도록 하기 위한 것이다. 따라서 신체의 말단 부분에서 정체되는 일이 없도록 심장을 향해 골고루 마사지해 주는 것이 마사지의 기본이라 할 수 있다.

근육통은 오렌지주스로 회복

평소 사무실에만 앉아 있던 사람이 갑자기 운동을 하게 되면 근육통이 생기는 것은 당연하다. 이러한 육체적 피로는 글리코겐과 같은 에너지의 소모와 젖산 등의 대사산물인 피로물질 축적이 원인이다. 이런 때에는 신속한 에너지 보충과 휴식이 필요하다. 오렌지주스에는 당분과 비타민C, 구연산이 함유되어 에너지의 긴급 보충에 적합하고, 손상된 근육 회복에 필요한 단백질 흡수도 도와주기 때문에 운동 후 섭취하는 것이 좋다.

산행 후 바로 앉는 건 금물

산행으로 장시간의 걷기 운동을 하고 나면 체내에 피로물질이 쌓이게 되는데, 이 피로물질을 빨리 분해시켜야 피로가 축적되지 않는다. 산행 후에는 반드시 열을 식히고 나서 약 3분간 스트레칭을 실시하는 것이 좋다. 스트레칭을 하면 산행 후에도 심호흡이 계속되므로 혈액 중의 이산화탄소가 감소하고 근육의 경련을 예방할 수 있으며, 혈압이 급격히 떨어지는 것도 막을 수 있다. 피곤하다고 바로 앉지 말고 3분간 몸 전체를 펴주는 스트레칭으로 전신 근육을 풀어 주는 것을 잊지 말자.

장시간 드라이브로 인해 눈이 피로할 때

휴일 등을 이용한 드라이브 시에는 늘 다니던 경로와 다른 길을 가게 되므로 표지판이나 간판에 주의를 기울이게 된다. 그러나 정지된 상태에서 보는 것이 아니라 이동 중의 차 안에서 보는 것이므로 눈의 피로감은 절정에 달한다. 재빨리 휴식을 취하는 것이 좋겠지만 운전 중에 눈을 감을 수도 없는 노릇이다. 이런 때에는 입을 벌리고 아래턱을 움직이거나, 얼굴 표정을 바꾸어 근육을 이완시켜 주는 것이 좋다. 만일 휴게소 등에서 쉬게 된다면 차가운 수건을 눈에 대거나 얼음을 넣은 수건으로 눈 주위를 차갑게 식혀 주자.

목을 무리하게 사용했을 때

노래방 등에서 마이크를 놓지 않고 목청껏 노래를 부르고 나면 다음날 목이 잠기거나 아픈 경우가 많다. 이런 때에는 목이 잠기는 것을 막고 통증을 미리 방지하는 지압을 해둔다. 노래를 부르는 도중에 해도 상관없다. 목 중간쯤 연골이 튀어나온 부분과 쇄골 앞부분을 연결하는 중간 지점에 수돌水突이라는 지압점이 있는데, 예민한 부분이므로 손수건 등을 대고 이곳을 살짝 눌러 준다. 그러나 지압으로 목의 통증을 예방했는데도 불구하고 다음날 목소리가 잠기는 수도 있다. 이런 때에는 엽차에 소금을 한줌 넣고 잘 섞어서 입을 가셔 준다. 엽차의 수축 작용으로 염증이 진정되고, 소금의 살균 작용으로 성대가 치료될 것이다. 물론 죽염은 더욱 좋다.

건강식

식사 환경의 변화

평상시 일에 쫓기어 바쁘게 생활하는 사람은 무의식적으로 피로를 조장하는 일을 할 때가 많다. 예를 들어 바쁜 나머지 점심은 늘 혼자 샌드위치로 때운다거나, 매일 같은 음식점에서 같은 메뉴를 먹는 일 따위가 그렇다.

먹는 음식이 한정되어 있으면 어쩔 수 없이 영양이 편중될 수밖에 없다. 바쁠수록 균형 잡힌 식사로 에너지를 축적해야 하는데, 스스로 피로해지기 쉬운 몸으로 만들고 있는 것이다. 음식점을 자주 바꾸거나 동료와 함께 제대로 된 음식을 먹는 등 식사 환경에 약간의 변화를 주도록 하자. 피로가 풀어질 뿐 아니라 기분 전환에도 좋다.

식욕 감퇴 예방법

배가 아프거나 상태가 좋지 않은 곳이 있으면 자연스럽게 손을 대고 있게 된다. 무의식 중에 자가 치료를 하는 것이다. 식욕이 없을 때에도 이러한 치료가 도움이 된다. 복근 마사지로 식욕 감퇴를 예방하는 것이다. 식욕 부진일 때 인간의 부교감신경은 제 기능을 발휘하지 못한다. 복근 위축이 그 원인 중 하나로, 위축된 복근을 손으로 직접 풀어 주면 부교감신경도 제 기능을 발휘해 식욕 감퇴를 방지하는 것이다. 우선 자세를 바로 하고 복근을 편다. 그 다음 숨을 크게 들이마시며 복근을 양손으로 강하게 누른다. 평소에 자세가 구부정한 사람은 복근이 위축되기 쉬우므로 주의하자.

식전 휴식을 취해야 할 때

식후에는 먹은 음식물을 소화하기 위해 위장에 혈액이 집중된다. 따라서 식사 후 바로 일을 하면 필요한 혈액이 위장에 집중되지 않아 소화불량에 걸리기 쉽다. 식후에 휴식을 취해야 하는 것은 이러한 메커니즘에 의한 것인데, 경우에 따라 식전에 휴식을 취해야 할 때가 있다. 바로 긴장을 요하는 일을 하고 난 후다.

피로가 극에 달한 상태, 혹은 긴장감으로 인해 심한 스트레스를 받은 직후에는 식사를 해도 위가 제 기능을 발휘하지 못한다. 긴장을 한 후에는 식사 전에 긴장을 풀어 주는 것이 중요하다. 저녁이라면 술 한 잔 정도로 긴장을 풀어 주는 방법이 좋지만, 점심이라면 가까운 공원을 거닐며 긴장을 풀어 준 후에 식사를 하는 것이 영양 보충에 좋다.

효과적인 수분 섭취 방법

쉽게 지치지 않는 건강한 몸을 만들기 위해서는 충분한 영양을 섭취하는 것이 중요한데, 아무리 좋은 음식을 먹어도 몸 구석구석까지 골고루 영양이 미치지 않는다면 의미가 없다. 이때 필요한 것은 혈액의 약 80%를 차지하는 물이다.

수분이 부족하여 혈액이 진해지면 세포의 신진대사 및 영양소 흡수가 저하된다. 뿐만 아니라 노폐물 배출도 어려워져 질병의 온상이 될 수도 있다. 인체에 필요한 하루 수분 양은 2l 다. 이것을 몸에 골고루 가게 하려면 한꺼번에 많이 마시지 말고, 20~30분 간격으로 조금씩 입을 축일 정도로 마시는 것이 좋다. 페트병 등에 물을 넣고 다니며 꾸준히 수분을 보충하도록 하자.

수분 과다 섭취에 주의

더위나 운동으로 땀을 흘린 뒤에는 물을 마시게 된다. 그러나 적당량을 마시는 것은 몸에 좋지만 과다하게 수분을 섭취하면 몸 상태가 안 좋아질 수도 있다. 많은 양의 수분을 섭취할수록 몸이 깨끗해질 것이라는 생각은 큰 오산으로, 오히려 몸이 나른해지고 식욕이 저하된다. 식욕이 저하되면 몸에 힘이 없어지고, 그 결과 일과 공부에도 차질을 빚게 된다. 수분을 과다하게 섭취하면 식욕이 감퇴하게 되는데, 그 이유는 수분으로 인해 위액이 희석되기 때문이다. 위액이 희석되면 그만큼 소화 능력이 약해지고 위액의 살균력도 떨어지고 만다. 이때 날것을 먹으면 식중독에 걸릴 위험도 있다.

또한 수분을 과다 섭취하면 신장에도 부담을 주게 된다. 배출을 담당하는 신장이 계속해서 일해야 하므로 지치게 된다. 인간에게 물은 반드시 필요한 것이지만, 과유불급이라는 말이 있듯 지나치게 섭취하면 여러 가지 문제가 발생한다. 물도 꼭꼭 씹어먹는 기분으로 조금씩 조금씩 마실 일이다.

스포츠 음료 알고 마시기

운동하는 사람에게 스포츠 음료는 필수품이라 할 수 있다. 그런데 최근에는 운동을 하지 않아도 갈증이 나거나 목욕 후에 스포츠 음료를 즐겨 마시는 사람이 증가하고 있다. 물론 갈증이 날 때에는 수분 보충이 필요한데, 운동 후가 아닌 다음에는 스포츠 음료가 아닌 일반 물로도 충분히 갈증을 해소할 수 있다. 스포츠 음료는 오히려 신체 밸런스를 흐트러뜨릴 수도 있다.

인체는 70% 이상이 수분으로 이루어져 있는데, 이 수분에는 다량의 무기물과 유기물이 함유되어 있다. 무기물에는 전해질이라 불리는 나트륨·칼륨·마그네슘 등의 양이온과 염소·탄산 등의 음이온이 있고, 유기물에는 포도당·아미노산·요소 등이 있으며, 이 모든 것들이 일정한 농도로 유지되고 있다. 체내의 수분은 하루 평균 1~2 ℓ 정도 소변으로 배출되며 땀으로도 배출되는데, 이때 체내의 전해질도 함께 배출된다. 따라서 운동이나 격렬한 노동으로 다량의 땀을 흘리면 전해질이 부족하게 되고 부족해진 전해질을 보충하기 위해 스포츠 음료를 마시는 것이다.

스포츠 음료에는 체액 성분 비율과 거의 흡사한 전해질과 소량의 포도당이 함유되어 있다. 이에 따라 체내 전해질 밸런스가 유지되고 피로회복에 효과를 발휘하는 것이다. 그러나 그다지 땀을 흘리지 않았는데도 스포츠 음료를 마시게 되면 오히려 전해질이 과잉 상태가 되어 몸이 부을 수 있다. 평소에는 식사나 차 등으로 전해질을 보충할 수 있으니 단순히 목이 마를 때에는 물이나 차 등을 마시는 것으로 충분하다.

여름철에는 스포츠 음료

수분을 과잉 섭취하면 몸이 나른해지기 쉽다. 그렇다고 수분이 부족하게 되면 더 큰 문제다. 여름철에는 땀을 많이 흘려 체내 수분이 부족해지기 쉬우므로 다른 계절보다 수분 보충에 신경을 써야 한다. 여름철 수분 보충에 가장 적합한 것은 스포츠 음료다.

앞에서 설명했듯 스포츠 음료에는 나트륨이나 염소와 같은 전해질이 함유되어 있다. 땀을 흘릴 때 몸에서 배출되는 것은 수분만이 아니다. 수분과 함께 전해질도 손실되는데, 전해질 부족은 신체 밸런스를 무너뜨리는 요인이 될 수 있다. 평소에 스포츠 음료가 입에 맞지 않는 사람도 여름철에 마시면 의외로 괜찮은 경우가 많은데, 이는 몸이 전해질을 원하기 때문이다.

비타민 섭취 시 주의할 점

비타민이라고 하면 무조건 몸에 좋다고 생각하기 쉬운데 그건 그릇된 생각으로, 과다하게 섭취하면 오히려 몸에 악영향을 미치는 비타민도 있다. 비타민제를 먹는 것이 도리어 화가 될 수도 있다는 것인데, 이를 방지하기 위해서는 비타민의 특성을 알아둘 필요가 있다.

비타민의 종류는 크게 수용성과 지용성의 두 종류로 나눌 수 있다. 비타민B군과 비타민C는 수용성 비타민으로 다량 섭취해도 상관없다. 몸에 필요한 양을 초과하면 소변이나 땀으로 배출되기 때문이다.

지용성 비타민에는 비타민A와 비타민D가 있는데, 과다 섭취하면 체내에 축적되어 인체에 트러블을 일으키는 원인이 되기도 한다. 특히 비타민A를 과다하게 섭취하면 간장이나 비장이 비타민 축적으로 비대해진다. 이것은 부기나 관절염의 원인이 된다. 따라서 지용성 비타민제를 복용할 때에는 주의해야 하며, 습관적으로 먹지 않도록 하자.

배아미로 체질 개선

자칫 입맛을 잃기 쉬운 봄철이 되면 음식에 신경을 많이 쓰게 되는데, 심신의 밸런스가 쉽게 무너지는 체질에게 특히 좋은 식품이 배아미胚芽米다.

배아미는 현미의 배아 부분만을 남긴 우수한 식품으로, 배아 부분에는 스트레스나 육체의 피로에 효과적인 비타민B군이 다량 함유되어 있다. 뿐만 아니라 혈액순환 장애를 해소하는 비타민E도 풍부하여 어깨 결림에 효과적이다.

또한 배아미는 현미의 겨층을 제거하였기 때문에 백미와 같은 소화흡수력을 가진다. 즉 배아미는 현미와 백미의 장점만을 갖춘 식품이라고 할 수 있다. 피로와는 거리가 먼 건강한 몸을 만들고 싶다면, 매일 배아미를 섭취하여 체질 개선을 하는 것이 좋다.

피로회복에는 소고기보다 돼지고기

바쁜 일상으로 피로에 지쳐 있을 때에는 영양 보충이 중요하다. 이때 스테이크나 불고기 등이 끌리기 마련인데, 오히려 돈까스와 같은 돼지고기 음식을 먹는 것이 좋다. 피로회복에는 소고기보다 돼지고기가 효과적이기 때문이다. 단백질이 풍부하다는 점에선 다를 바 없으나, 가장 커다란 차이점은 피로회복에 효과적인 비타민B1의 함유량이다. 돼지고기에는 소고기의 10배에 달하는 비타민B1이 함유되어 있다. 돼지고기는 지방 부분을 제외한 로스트 100g당 비타민B1 1mg

이 함유되어 있는데, 이는 성인 남성이 하루에 필요로 하는 비타민B1
의 양과 거의 동일하다.

저녁식사에 주의

특히 봄에는 한번 잠들면 일어나기 어려운데, 이는 환절기에 신체
리듬이 완전히 적응되지 않았기 때문이다. 그러나 일어나기 어려울
뿐 아니라, 아침에 일어났을 때 왠지 몸이 나른하다면 단순히 전날 저
녁식사가 원인인 경우도 있다. 가령 전날에 스테이크나 튀김과 같은
기름기가 많은 음식을 먹지는 않았는가? 지방과 단백질이 풍부한 음
식은 위에 머무는 시간이 길어, 아침까지 소화활동이 끝나지 않는 경
우가 있다. 따라서 아침에 일어나도 위가 묵직하고 몸이 나른하게 느
껴지는 것이다. 스테이크 100g을 소화하는 데에는 무려 4시간이 걸
린다고 한다. 따라서 고칼로리 음식은 잠자기 최소 4시간 전에는 피
하고 가능한 이른 시간에 먹도록 하자.

죽의 장기 섭취는 금물

식욕이 없거나 속이 불편할 때 죽은 부담 없이 먹을 수 있는 음식이
지만 죽의 장기 섭취는 금물이다. 아무리 식욕 부진이 심하거나 몸이
안 좋더라도 죽으로 대처하는 것은 최대 2~3일로 하고 건강이 회복
되는 기미가 보이면 바로 일반 식사로 전환하는 것이 좋다. 왜냐하면

죽은 밥보다 섭취할 수 있는 영양이 적기 때문이다. 죽은 물로 밥을 묽게 한 것이므로 섭취할 수 있는 영양은 밥의 반 정도밖에 되지 않는다. 건강이 회복되려고 하는데 영양가가 낮은 죽만 계속 먹게 되면 충분한 영양 보급이 안 되어 더 이상 회복이 어려워지게 된다.

또한 죽만 계속 먹다 보면 위의 활동이 둔화된다. 죽을 먹을 때 많이 씹을 필요가 없기 때문에 타액 분비도 저하되고 이와 함께 위장의 소화 능력도 떨어지는 것이다. 근육을 쓰지 않으면 쇠퇴하는 것과 마찬가지로 소화기관도 쓰지 않으면 소화력이 떨어진다. 이는 나중에 일반 식생활로 돌아왔을 때 소화불량을 일으킬 우려가 있다. 따라서 최근 병원에서는 가능한 죽을 제한하고 있다. 과거에는 수술 후 약 한 달 정도 죽을 제공했지만, 요즘은 며칠 후면 밥으로 전환하는 것이 일반적이라고 한다. 물론 회복이 빨라지기 때문이다. 따라서 죽은 중증일 경우에만 섭취하는 일시적 식사로 제한할 필요가 있다.

피로 및 식욕 부진 해소에는 두부

피곤할 때에는 밥이 목구멍으로 안 넘어가게 되는데, 이때 최고의 식품은 바로 두부다. 식욕이 없을 때 두부는 부담 없이 먹을 수 있으며, 소화흡수력도 좋을 뿐 아니라 각종 영양소가 풍부하게 함유되어 있다. 두부는 대두에 함유된 양질의 단백질의 결정체라고 할 수 있는데, 이 양질의 단백질은 우리 몸에 활력을 불어넣는 역할을 한다. 따라서 두부는 피곤할 때 비상식으로 이용할 수 있다. 죽보다 영양 효과도 크고 피로회복에 큰 도움을 준다.

정신적 피로는 키위로 해소

비즈니스로 바쁜 현대인들은 스트레스가 쌓이기 쉽다. 서류 정리가 잘 되지 않으면 상사에게 꾸지람을 듣고, 거래처와의 교섭이 뜻대로 이루어지지 않으면 계속 신경을 써야 한다. 이러한 정신적인 피로는 비단 샐러리맨뿐 아니라 많은 사람들이 느끼는 것으로, 음식으로 어느 정도 완화시킬 수 있는데 그중 하나가 키위다.

키위에는 비타민C가 풍부하여 정신적 피로를 회복하는 데 효과적이다. 키위를 2개 먹으면 하루에 필요한 비타민C를 모두 섭취할 수 있다. 비타민C만 놓고 보면 딸기도 키위에 못지않지만, 키위에는 단백질 분해효소까지 함유되어 있어 소화 촉진에도 탁월한 효과가 있다. 신경이 날카로워지면 식욕도 감퇴되는데, 키위를 먹으면 식욕이 상승하는 효과도 기대할 수 있다.

심신의 피로 및 감기에 효과적인 레몬

감기로 컨디션이 안 좋을 때에는 레몬이 효과적이다. 레몬의 장점은 비타민P가 다량 함유되어 있다는 것이다. 비타민P는 모세혈관을 강화시키는 물질로, 감기 등으로 혈관의 말단조직이 약화되었을 때 이를 강화시켜 준다. 물론 레몬의 효과는 감기에 걸렸을 때 뿐만이 아니다. 몸이 피로할 때에도 레몬을 먹으면 좋다.

레몬에는 사과산과 포도당도 함유되어 있다. 사과산은 피로를 회복시키는 유기산이며, 포도당은 곧바로 에너지로 바뀐다. 운동선수가 피로할 때 레몬을 먹는 것은 이러한 레몬의 효능을 기대할 수 있기 때문이다. 또한 레몬에는 알려진 바와 같이 비타민C도 풍부하다. 비타민C는 컨디션을 조절해 주며 정신적 피로도 완화시켜 준다. 즉 레몬은 심신의 피로를 동시에 회복시키는 효과가 있는 것이다.

냉방병에는 홍차와 생강

한여름이라도 건강을 위해서는 가급적 몸이 차가워지지 않도록 신경을 써야 한다. 지나친 냉방으로 몸이 차가워졌을 때에는 따뜻한 음료를 마셔서 평소 체온으로 되돌리자. 이때 홍차를 마신다면 더욱 효과적으로 체온을 상승시킬 수 있는 방법이 있다. 얇게 저민 생강을 홍차에 듬뿍 넣고 마시는 것이다. 생강을 껍질째 얇게 썰어 3~10장, 원하는 만큼 컵에 깐다. 그 위에 뜨거운 홍차를 붓기만 하면 된다. 설탕은 기호에 맞게 적당히 넣는다. 생강의 발한작용으로 금세 온몸이 따뜻해질 것이다.

씹기 운동의 중요성

요즘은 부드러운 음식을 선호하는 경향이 있는데, 이것이 스트레스의 한 원인이 되기도 한다는 연구 결과가 나왔다. 많이 씹지 않아도 먹을 수 있는 음식은 얼핏 편해 보이지만 사실 큰 문제점이 내재되어 있다. 이것은 우주비행으로 알게 된 사실이다. 과거 우주비행 시 비행사가 먹는 음식은 튜브 속에 담겨 있는 우주식으로, 씹지 않아도 위로 넘어가는 음식이었다. 그러나 우주비행이 계속될수록 편의를 위해 만들어진 우주식이 스트레스의 원인이 된다는 사실을 발견했다. 씹지 않아서 스트레스가 쌓이는 것은 관자놀이 주변이 굳기 때문이다.

관자놀이 주변은 심신의 긴장으로 굳어지기 쉬운 부분인데, 일반적인 식사를 하면 씹는 운동으로 긴장이 완화되고 스트레스가 풀린다. 그러나 튜브에 담긴 우주식은 아무리 꾸준히 먹어도 관자놀이 주변이 굳어진 상태로 있게 된다. 이것이 스트레스의 원인이 되는 것이다. 그후 우주식이 개선되어 건조시킨 음식이나 통조림 등이 등장하게 되었다. 씹는 운동을 필요로 하는 음식을 먹음으로써 스트레스를 줄이고자 하는 의도에서다. 따라서 평소 식사도 식이섬유가 풍부한 야채뿐 아니라 생선이나 육류 등 잘 씹을 필요가 있는 음식을 먹도록 하자. 입은 조금 피로하더라도 심신의 피로는 풀릴 것이다.

구운 귤의 효과

감기 초기에는 '구운 귤'이 효과적이다. 만드는 방법은 아주 간단하다. 귤을 잘 씻어 알루미늄 호일에 싼 다음 오븐에 굽기만 하면 된다. 알루미늄 호일을 들춰 보아 껍질이 노랗게 잘 익었으면 꺼내서 먹는다. 가스레인지에 석쇠를 얹고 약한 불로 직접 구워도 된다. 구운 귤은 따뜻할 때 껍질째 먹도록 한다. 구수하게 잘 구운 귤은 서서히 몸 내부를 데워 준다. 단, 갓 구웠을 때에는 뜨거우므로 주의한다. 특히 귤을 깨물 때 뜨거운 과즙이 튈 수 있으므로 화상에 주의하자.

식은 녹차로 가글

감기에 걸린 것처럼 목이 아플 때에는 우선 가글을 한다. 가글은 인플루엔자 바이러스가 점막에서 세포 속으로 침투하는 것을 막아 준다. 가능하면 가글 약제품을 사용하는 것이 좋은데, 약이 맞지 않거나 없을 경우에는 차게 식힌 녹차나 허브차를 이용하는 것도 괜찮은 방법이다. 찬 녹차는 바이러스 감염을 예방하는 효과가 있다.

참고문헌

許浚 著 : 東醫寶鑑, 南山堂 出版社, 1989年.

王　注 : 四部備要 黃帝內經 素問 中華書局, 1986年.

王　注 : 四部備要 黃帝內經 靈樞 中華書局, 1986年.

洪元植 篇 : 中國醫學史, 서울, 東洋醫學研究所, 1984年.

傳樂成 篇 : 中國通史下, 서울, 宇鍾社, 1982年.

甄志亞 著 : 中國醫學史, 서울. 一中社, 1992年.

李經緯 著 : 中國醫學通史, 人民衛生出版社, 2000年.

周一謀 著 : 古代 中國醫學의 再發見, 法仁文化社, 2000年.

鄭英善 著 : 韓國 茶文化, 너럭바위出版社, 1990年.

李東垣 著 : 脾胃論《文淵閣四庫全書》卷十三, 서울, 麗江出版社, 1988年.

勞思光 著 鄭仁在 譯 : 中國哲學史, 探求堂, 1987年.

范行準 : 中國醫學史略, 中醫古籍出版社, 1986年.

裹秉哲 : 今釋黃帝內經素問, 成輔社, 1994年.

張仲景著 董正華 外 13人 編著 : 金 要略通釋, 三秦出版社, 2001年.

陳夢雷 等 編撰 : 諸醫論《古今圖書集成醫部全錄》, 人民衛生出版社, 1983年.

許洪 編 李升召 編輯 : 增廣太平惠民和劑局方, 海南出版社, 2002年.

·

피로를 풀어야 큰병을 막는다

초판 발행_2006년 11월 7일
재판 발행_2006년 12월 22일

지은이_오준환
펴낸이_김제구
펴낸곳_리즈앤북

등록_2002년 11월 15일
주소_121-842 서울시 마포구 서교동 482-38
전화_02)332-4037(代)
팩스_02)332-4031

ISBN 89-90522-42-0 03510
값 10,000원